肥胖的认识误区

主　编：刘长勤　陈学勤　郑　欣

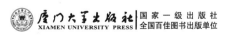

厦门大学出版社
XIAMEN UNIVERSITY PRESS | 国家一级出版社
全国百佳图书出版单位

图书在版编目（CIP）数据

肥胖的认识误区 / 刘长勤，陈学勤，郑欣主编. --
厦门：厦门大学出版社，2025.5

ISBN 978-7-5615-9405-6

Ⅰ．①肥… Ⅱ．①刘… ②陈… ③郑… Ⅲ．①减肥-
基本知识 Ⅳ．①R161

中国国家版本馆CIP数据核字(2024)第106611号

责任编辑　黄雅君　李峰伟
美术编辑　蒋卓群
技术编辑　许克华

出版发行　厦门大学出版社
社　　址　厦门市软件园二期望海路39号
邮政编码　361008
总　　机　0592-2181111　0592-2181406(传真)
营销中心　0592-2184458　0592-2181365
网　　址　http://www.xmupress.com
邮　　箱　xmup@xmupress.com
印　　刷　厦门市明亮彩印有限公司

开本　720 mm×1 020 mm　1/16
印张　14.75
字数　185 千字
版次　2025 年 5 月第 1 版
印次　2025 年 5 月第 1 次印刷
定价　52.00 元

本书如有印装质量问题请直接寄承印厂调换

厦门大学出版社
微信二维码

厦门大学出版社
微博二维码

《肥胖的认识误区》编委会

主　编　刘长勤　陈学勤　郑　欣

编　委　（按姓氏拼音排序）：

陈　芸　（莆田学院附属医院）

陈　政　（厦门大学附属第一医院）

陈学勤　（厦门大学附属第一医院）

董炼钦　（厦门市翔安区马巷街道社区卫生服务中心）

胡慧娴　（厦门大学附属第一医院）

林晓燕　（厦门大学附属第一医院）

刘长勤　（厦门大学附属第一医院）

马丹妍　（浙江省金华市中心医院）

王跃滨　（厦门大学附属第一医院）

徐子清　（厦门大学附属第一医院）

叶佳文　（厦门弘爱医院）

曾熙颖　（福建医科大学附属第二医院）

张巧卿　（厦门大学附属第一医院）

郑　欣　（厦门大学附属第一医院）

郑芳萍　（厦门大学附属第一医院）

郑旋玲　（厦门大学附属第一医院）

作者简介

刘长勤，医学博士，主任医师，教授，博士研究生导师，厦门大学附属第一医院内分泌糖尿病科行政副主任，主要从事肥胖及其合并症的临床与基础研究；先后主持肥胖相关的国家自然科学基金、福建省自然科学基金、福建省卫生健康科技计划医学创新课题、厦门市科技计划等10余项课题；获得厦门大学附属第一医院"十佳医生"及优秀科研人员、厦门市卫生系统优秀教育工作者、厦门大学医学院教学先进个人等荣誉称号；担任中国老年医学会内分泌代谢分会委员、福建省内分泌学分会常务委员、福建省内分泌代谢科医师分会委员、厦门市糖尿病学分会常务委员等学术职务。

陈学勤，女，医学博士，主任医师，博士生导师，教授，厦门大学附属第一医院副院长，福建省高层次人才；师从全国名中医、岐黄学者李灿东教授，擅长内分泌代谢性疾病、女科疾病的中医药诊治与临床研究；担任中华中医药学会糖尿病分会常委、福建省中西医结合学会代谢与营养分会副主委；主持多个国家及省市级课题。

郑　欣，营养学硕士，副主任医师，国家注册营养师，厦门大学附属第一医院内分泌糖尿病科营养医师，擅长糖尿病、肥胖、脂代谢异常、痛风、高尿酸血症等代谢性疾病的诊治；担任福建省医学会糖尿病学会分会肥胖学组委员；主持并参与多项科研课题；参与出版医学专著3部，在国内外期刊上发表多篇论文。

序

　　肥胖是一种多因素、复发性、进行性的慢性非传染性疾病。在过去的 20 年间，中国的超重率、肥胖率及相关慢性病的患病率迅速攀升。现阶段，肥胖已成为严重影响国人身心健康的主要公共卫生问题。肥胖的发生受到个体、社会、环境等多方面因素的影响。面对我国日益壮大的"肥胖大军"，实施科学、有效、安全和可持续的减重策略已成为医学界的重大课题。

　　然而，减重并不是一件容易的事情。目前，我国的肥胖防控工作面临着诸多方面的挑战，如居民普遍对肥胖危害的认识不足，健康素养基础薄弱，自我健康管理能力不足。许多肥胖者虽有满腔的减重热情，但苦于"无从下手"，抑或采用了错误的减重方法导致"反弹"，"屡战屡败"。可见，我们不能盲目地减重，只有了解肥胖的本质和病因，充分认识到肥胖的危害，规避各种认识误区，才能真正做到知行合一、减重有方。

　　那么，在体重管理的道路上，如何才能"不畏浮云遮望眼"，不被各种误区所迷惑进而误入歧途呢？刘长勤教授作为厦门大学附属第一医院内分泌糖尿病学科肥胖学组组长，主要从事肥胖及其合并症相关的临床和基础研究，擅长肥胖、多囊卵巢综合征、糖尿病前期、代谢综合征等疾病的诊治，建立了内分泌专科医师、营养师、体重管理师组成的"三师共管"减重管理模式，取得了良好的疗效。他基于多年的一线临床实践经验积累和临床科研成果，并结合最新的循证医学证据，组织编撰了《肥胖的认识误区》一书。本书悉心收集了99个肥胖相关的常见误区和患者关心的热点问题，分门别类，条分缕析，论点明确，用通俗易懂、形象生动的语言，针砭各种误区的危害之处，如一剂良方，令人受益匪浅。

大道不畅，小道必猖。本书通过宣传正确的减重观点，树立专业权威的形象，有助于用科学来替代盲目，推动和完善体重管理工作，减少当前社会上存在的减重乱象。体重管理既是个人的事，也是一道公共卫生命题。消除人们在体重管理方面的错误认识，帮助肥胖者化解各种不同的体重管理问题，才能让体重管理不再成为社会的一大困扰。

全民健康体重管理的新时代已经到来！相信本书的出版能成为广大肥胖者的一件幸事，为早日实现"健康中国"的美好愿景贡献力量！

张福星

2025 年 1 月 8 日

前言

　　随着人们生活方式和饮食结构的变化，超重或肥胖的患病率在世界范围内呈上升趋势。《中国居民营养与慢性病状况报告（2020年）》指出，我国成人居民超重或肥胖人数占比已经超过50%，且肥胖总人口数已居世界首位，肥胖已经成为我国最严峻的公共卫生问题。肥胖不但会增大过早死亡风险，还与各种慢性非传染性疾病的发生相关，包括2型糖尿病、脑卒中、冠心病、高血压、呼吸系统疾病、骨关节炎、胆结石等，肥胖甚至还与多种肿瘤的发生相关。

　　肥胖防控已刻不容缓。那么，我们应该如何管理肥胖呢？预防与教育无疑是一把利器。2015年，世界肥胖联盟设立了"世界肥胖日"；2016年，国务院发布《"健康中国2030"规划纲要》，将健康体重纳入国家战略；2024年，国家卫生健康委员会宣布启动"体重管理年"活动……这一系列重大举措都旨在通过加强科学普及和宣传倡导来提高全民的体重管理意识。

　　然而，在信息高速发达的今天，在健康知识宣传普及工作不断深入的同时，社会上也充斥着许多伪科学的错误信息，混淆视听，如各种各样吸引眼球的"减肥速成法"、减肥产品和减肥药物，让人眼花缭乱，难辨真假。有些方法甚至会对身体造成伤害，造成体重反弹、营养不良、代谢紊乱等不良后果。诸多误区和错误观念如同"拦路虎"，让无数人在减重的道路上磕磕绊绊、步履维艰。因此，我们需要权威、专业、科学、实用、综合的减重策略，指导人们正确地减重。

有鉴于此，《肥胖的认识误区》一书应运而生。本书总结了当前肥胖症相关的代表性认识误区和关注热点，逐一逐条进行针对性的详细解析，内容涵盖了肥胖管理的运动、饮食、心理、中西医治疗、代谢手术等方方面面。笔者采用通俗易懂的语言，深入浅出，集科学性、知识性、趣味性、实用性为一体，使读者感同身受，豁然开朗。

相信本书的出版必将为肥胖及减重者带来福音，引导广大读者拨正航道，驰出误区。做好体重管理，让我们一起行动！

刘长勤

2025 年 1 月 1 日

目录

肥胖不是病，没什么好在乎的

【解析】

随着生活水平的提高，饮食条件越来越好，营养越来越丰富，生活也越来越便利，使得人们的运动量变得越来越少，体重水平也逐步上升，许多人现已经达到肥胖的标准。那么，肥胖究竟是不是病？早在 1997 年，世界卫生组织（World Health Organization，WHO）就已经将肥胖定义为疾病，即肥胖症，并指出肥胖是威胁人类健康的慢性病，是一个重要的公共卫生问题。

什么是肥胖症？肥胖症是指体内的脂肪堆积过多或脂肪分布异常，通常伴有体重的增加。肥胖症可分为单纯性肥胖与病理性肥胖。单纯性肥胖通常是由能量摄入过多以及活动不足导致的脂肪堆积引起的肥胖，也就是吃得太多导致的肥胖；而病理性肥胖则是相关疾病引起的肥胖，常见于库欣综合征（Cushing syndrome）、甲状腺功能减退症、多囊卵巢综合征及其他疾病导致的肥胖。其中，95% 的肥胖属于单纯性肥胖。

体重指数（body mass index，BMI）是最常用于衡量超重和肥胖的指数。2011 年发布的《中国成人肥胖症防治专家共识》指出：

体重正常者，BMI 为 $18.5 \sim 23.9$ kg/m^2；体重过低者，BMI 小于 18.5 kg/m^2；超重者，BMI 为 $24.0 \sim 27.9$ kg/m^2；肥胖者，BMI 大于等于 28.0 kg/m^2。《中国居民营养与慢性病状况报告（2020年）》发布，指出我国一半以上的成年人超重或肥胖，且 $6 \sim 17$ 岁和 6 岁以下者超重肥胖率已经达到了 19% 和 10.4%。

不及时对肥胖症进行干预会有什么影响？肥胖症是一种慢性疾病，长期的肥胖可导致高血压、糖尿病、高脂血症、心脑血管疾病、肿瘤等疾病的发病率升高。BMI $\geqslant 24.0$ kg/m^2 的超重或肥胖患者，高血压的患病风险是正常体重者的 $3 \sim 4$ 倍，糖尿病的患病风险是正常体重者的 $2 \sim 3$ 倍。一些肥胖患者的检查报告可能没有什么太大的异常，这是由于身体具有强大的代偿能力，但长期保持大体重可能会导致一系列的健康问题，而有些病变的出现是不可逆的。因此，应及早对肥胖进行干预。

肥胖症应当如何治疗？首先，应当明确是病理性肥胖还是单纯性肥胖。若为病理性肥胖，则应当先治疗原发疾病。区分单纯性肥胖与病理性肥胖的主要方法是一系列的检查以及专业医师的判断。若相关检查结果排除了病理性肥胖的可能，则可考虑为单纯性肥胖。控制能量摄入以及增加能量消耗为治疗单纯性肥胖最基本的方法，主要包括饮食控制以及运动疗法。相关指南推荐，减重营养干预可将每日能量摄入降低 30% $\sim$ 50% 或降低 500 千卡，或将日能量摄入控制在 $1000 \sim 1500$ 千卡；同时，摄入量应规范分配，碳水化合物、蛋白质、脂肪的供能比一般为 45% $\sim$ 60%、20% $\sim$ 25%、20% $\sim$ 30%。另外，限制能量、平衡饮食、高蛋白膳食、间歇性断食等均能有效地减轻体重；一般每周进行累计时长 150 分钟以上的中等强度运动，建议每周运动 $3 \sim 7$ 天，每次运动 30 分钟以上，每周 $200 \sim 300$ 分钟最佳。近年来备受关注的手术治疗也是重度肥胖患者的选择性治疗手段，主要的原理是通过手术改变胃肠道的解剖或连接关系，从而调整营养摄入、吸收、代谢转化以及肠道激素分泌，进而达到减重的效果，但是，手术减重需要经过专业医师的评估才能进行。

　　总之，肥胖症需要受到社会以及个人更多的关注，不可不以为意。

肥胖的发生只因意志力缺乏

【解析】

肥胖是人体内脂肪积累过多导致的现象，越来越多的人意识到这是一种需要长期干预的慢性疾病状态。意志力的缺乏只是导致肥胖发生的心理因素之一。

意志力通常被一个人的信念牵动，由其生成的精神力量可以产生巨大的推动作用，促使我们向着既定的目标前进。只有强化自身的意志力，使其坚如磐石，才能够在减重的道路上走得更稳、更远。

在日常生活中，我们所接触到的肥胖人员几乎都或多或少地存在心理障碍。他们常因为被唤作"胖子"而感觉到心理上的屈辱，自尊心受到伤害，内心感到煎熬、羞愧，进而情绪变得更加焦虑、抑郁，最终出现心理障碍。

肥胖的发生，并非仅源于缺乏意志力，实际上是各种因素联合导致的。

首先，肥胖受到遗传学的影响。家族中如果有1人或多人肥胖，则其本人肥胖的风险相对普通人群更高，因为同一家族的人具有相似的基因。遗传因素对肥胖的发生具有重要的作用。携带相关基因人群的新陈代谢会受到抑制，能量消耗效率降低，因此较易发生肥胖。

其次，肥胖的发生与个人的工作和生活环境息息相关。当一个人的生活环境较压抑或者工作压力过大，往往也相对容易发生超重或肥胖。处在这样的生活和工作环境中，往往吃得比别人更多，睡眠质量更差，生活习惯也相对不规律，则体重增加的风险也更高。

最后，肥胖的发生也受到其他因素的影响。肥胖与内分泌疾病息息相关，若机体内分泌功能紊乱，则肥胖更容易发生。服用避孕药、抗抑郁药等激素类药物会导致体内的激素分泌失调，人体脂肪重新分布，进而导致肥胖的发生。

总而言之，对肥胖人群和普通人群来说，意志力是极为重要的力量。减重是一项需要长期坚持的项目，只有建立起坚定的意志力，才能够成功地维持健康的体重。

减重计划的制订、启动、实施等过程都需要意志力的参与，意志力对实现减重的重要性不言而喻。自控力是意志力的体现，只有控制住自己内心的欲望，坚定自己的目标，不断前进，跨越减重道路上的障碍，战胜减重过程中的心魔，才能够坚持下去，才可能达到最佳的效果。

所以，对肥胖人群来说，坚定的意志力只是减重的第一步，另外还需要排除肥胖病理性因素，调整自己的饮食生活习惯，改变自己的工作和居住环境，制订合适的减重计划，进而达到减重目的。

坚实的意志力，是通向减重成功的基石。

误区
3

精神压力过大不会导致肥胖

【解析】

压力过大是会导致肥胖的。实际上，有一种肥胖叫作"压力型肥胖"。在日常生活中，工作时间长、饮食作息不规律、加班熬夜是常态。很多人错误地以为工作压力大、时间长会使人消瘦，然而最终结果却是越来越胖。这种肥胖在医学上称为"压力型肥胖"。

在学习和工作紧张、心理压力大的时候，人体会处于急性应激反应中，增加甜食等高热量食物的摄入；同时，"压力激素"的释放也会受到影响。

首先，人在这种状态下，饥饿感增强，对食物的需求增加，就容易暴饮暴食，能量摄入增多会导致脂肪在体内堆积。英国伦敦大学医学院的一项长达19年的研究表明，肥胖风险与感受到的压力次数呈正相关，受试者感受到1次、2次、3次压力的肥胖风险分别提高了17%、24%、73%。在年轻人中，压力型肥胖居多，因为学习压力、就业压力、两性矛盾等导致他们处于一个心理状态较为不稳定的时期。有研究指出，与男性相比，女性更加容易受情绪支配，加上生理周期的影响、激素的波动导致女性的情绪较易波动，因此，女性发生压力型肥胖的概率更高。女性在压力大或心情不佳的时候，更加倾向于摄入甜食或其他零食等高热量食物，且这些食物往往更容易令人上瘾，使得热量在体内蓄积并转化为脂肪，最终导致体重增加。

其次，在压力大的时候，交感神经会处于持续兴奋状态，这会影响睡眠，而睡眠不足会进一步影响正常的新陈代谢，从而阻碍脂肪的消耗。

最后，心理压力过大也会使得人们主观上感到乏力、不想动、疲惫及没有精神，此时，大部分人会选择坐着或躺着。因此，活动减少、运动量不足也是导致肥胖的一个重要原因。

当下，社会的生存压力较大，尽管追求事业成功及美好未来是非常重要的，但是，身体是革命的本钱，在努力生活的同时也不要忘记身体健康。压力是不可避免的，在压力过大的时候要积极采取措施来避免压力型肥胖。可以通过以下几点来避免压力型肥胖：

（1）调整饮食结构，尽量避免摄入高糖、高脂肪的垃圾食品。

（2）保持乐观的心态，找到适合自己的压力排解途径，必要时应向他人寻求帮助。

（3）中国营养学会推荐成人每周最好进行 150 分钟的中等强度运动。运动可以通过调节身体的激素水平来使人保持心情畅快。

（4）睡眠有助于消除疲劳、恢复体力。在睡眠时，人体处于放松的状态，有助于释放压力，因此一般应在晚上 11 点前睡觉，从而使自己能够精力充沛和心情愉悦地投入第二天的工作与生活。

误区 4

肥胖的成因都是热量摄入过多

【解析】

在人们的认知中，肥胖往往和热量摄入过多画上等号，认为肥胖就是因为吃得多而动得少，热量过剩并蓄积在体内，最终转变为脂肪。这种情况下，人们往往会下定决心，盲目地开始减少饮食摄入和增加运动量。但是，这样的努力却不一定是正确的，甚至有可能是徒劳的。您知道为什么吗？

肥胖是一种由多种因素相互作用引起的慢性代谢性疾病，是一种脂肪在体内过度堆积和（或）分布异常的状态。那么，什么因素会引起肥胖呢？进行减重的第一步就是要搞清楚肥胖的原因。肥胖可分为单纯性肥胖和继发性肥胖。单纯性肥胖不是由内分泌等疾病引起，遗传因素以及高热量的饮食习惯、缺乏锻炼等不良的生活方式是该类肥胖的主要原因。

继发性肥胖则属于病理性肥胖，由内分泌代谢异常等疾病引起。在所有的肥胖中，继发性肥胖的占比不到1%，而且在原发性疾病被治愈之后，继发性肥胖也会得到明显改善。常见的继发性肥胖的原发性疾病包括：甲状腺功能减退症，其发病率相对较高，是继发性肥胖的最常见原因；库欣综合征，也称为皮质醇增多症，是由肾上腺皮质分泌过量糖皮质激素引起的一种临床综合征，症状有向心性肥胖、满月脸、高血压等；遗传、环境等多种因素导致的胰岛素效应缺陷状态，胰岛素抵抗会使身体对胰岛素生理作用的反应性、敏感性降低，进而引起糖代谢紊乱，导致糖尿病、肥胖症；另外，下丘脑功能紊乱、原发性醛固酮增多症、多囊卵巢综合征、胰岛素瘤、高胰岛素血症、使用激素类药物也可能导致肥胖。对于继发性肥胖，需根据不同的病因选择不同的治疗方案，应由专科医生进行全面的排查诊治。

因此，切不可想当然地认为所有的肥胖都是由摄入热量超标引起的，也并不是所有的肥胖问题都可以仅靠节食和运动解决。肥胖作为一种慢性非传染性疾病，与代谢性疾病密切相关，因此，首先应明确是疾病导致了肥胖，还是遗传因素或不良的生活方式导致了肥胖。必须在排除继发性肥胖后方可确认为单纯性肥胖，并进一步评估家族史、饮食运动习惯等，才能确定肥胖的成因和制订最适宜的个体化减重方案，以达到事半功倍的效果。

误区
5

肥胖就是营养过剩

【解析】

在很多人的认知中，消瘦代表营养不良，肥胖代表营养过剩。殊不知，这看似是理所当然的"常识"，却是迷惑性十足的误区。恰恰相反，肥胖往往伴有营养不良。

营养不良是指身体摄入的营养不足或者比例失衡。任何人，即使是食量与体型较大的肥胖和超重人群，只要没有摄取足够的营养或者营养摄入不均衡，就可以被判定为营养不良。相关研究指出，肥胖人群的营养不良问题要比消瘦人群更严重。肥胖超重也是营养不良的一种。《中国超重／肥胖医学营养治疗专家共识（2016年版）》也指出，肥胖与某些微量营养元素的代谢异常相关，尤其是钙、铁、锌、维生素 A、维生素 D 及叶酸的缺乏。肥胖者膳食减重也可引起骨量丢失以及营养失衡。

由此可以看出，肥胖人群往往是能量过剩，而不是人们错以为的营养过剩。肥胖人群面临着能量过剩和营养不良的双重挑战。充足的营养是身体进行正常代谢的基础。如果营养不良，代谢就会受到影响，反而更容易发胖，导致越减越肥。例如，缺钙会使机体产热能力下降，能量消耗减少，脂肪合成酶活性升高，从而导致脂肪分解减少，合成增多；维生素 B₁ 缺乏会导致葡萄糖分解障碍，并转为脂肪堆积在体内。

事实上，很多肥胖者常常处于这种"隐形饥饿"的状态：就算肚子饱了，身体却还在"挨饿"。也就是说，食物中存在一些人体必需的微量营养元素，虽然每日的需求量很低，即使摄入不够也并不觉饥饿，但是健康却会在无形中受损。久而久之，身体会逐渐处于亚健康状态，甚至癌症、内分泌疾病、心血管疾病等疾病的发病率也会升高。

如今，生活条件越来越好，人们并不缺乏食物，为什么还会有人营养不足呢？正是因为生活条件越来越好了，人们，特别是肥胖人群往往喜食大鱼大肉、油炸食品、甜点饼干等，饮食结构中高糖、高脂肪、高盐饮食的占比较大，摄入大量的热量，而全谷物、蔬菜、水果、豆类却摄入不足，如此一来就容易造成热量超标，但营养元素失衡，维生素和矿物质缺乏。肥胖者的饮食中往往营养不均衡问题尤为突出。

食物多样化是保证营养全面的关键，建议平均每人每天应摄入 12 种以上食物，每周摄入 25 种以上食物。若通过天然食物的合理搭配无法满足人体对各种营养素的需求时，可遵从医生和营养师的建议适当使用营养补充剂。

总之，肥胖不等同于营养过剩，反之，肥胖人群应摒弃错误认知，找到自己的营养短板，查缺补漏，及时调整饮食习惯，从而实现能量适度、营养均衡。

误区
6

肥胖是富贵病，有钱人才容易得

【解析】

这个观点是不完全正确的，肥胖确实可以在一定程度上反映物质基础，肥胖发病率的升高也说明了人们生活水平的日渐提升。在物资匮乏的年代，也许可以根据肥胖来判断贫穷与富贵，而在物质世界丰富的当今，绝大部分人已不缺乏食物，因此这个规律已经不适用于当今社会。

在衣食住行简朴、物资匮乏的年代，肥胖意味着收入高、生活好，是富有的象征。然而，随着我国经济的快速发展和综合国力的显著增强，人们的生活水平显著提高，收入持续、快速地增长，饮食结构也随之发生变化——吃得多，吃得好，饮食结构不健康、不均衡，缺乏锻炼——从而导致肥胖等代谢性疾病的发病率升高。

肥胖发病率升高的原因有很多。首先，快餐、油炸食品及膨化食品因其食用方便及价格较为低廉而广受人们的喜爱，然而，这些食品往往高糖、高脂肪，常吃容易导致肥胖。而经济条件较好的人士通常更加注重健康，并且更加关注食品健康方面的信息，倾向于选择新鲜、健康、营养配比更为均衡的食品。其次，另一个常见的原因是久坐不动，很多肥胖患者缺乏自我健康管理的常识，没有运动的习惯，活动强度不够，热量消耗少，因此，脂肪，尤其是腹部脂肪较易堆积。最后，现代社会的生活节奏快，人们更容易因为生活压力大而情绪化进食，借助暴饮暴食、食用夜宵、吃零食等方式疏解压力。但是，这样的情绪化进食只能暂时地缓解压力，最终的结果是进一步导致肥胖。经济条件较好的群体虽然也会有生活压力，也可能会短暂地情绪化进食，但是整体而言，在情绪化进食之后，他们大多数更有条件通过控制饮食或增加运动量来消耗掉多余的热量，从而维持健康的体重。

如今，肥胖已不是"富贵病"，而是人类农业结构和饮食结构改变所引起的一种慢性疾病，若是不对其进行控制而任其蔓延和扩大，最终，肥胖将会成为沉重的家庭及社会负担。

综上所述，肥胖不单单是能量过剩引起的，也与饮食结构密切相关。每个人都要对自己的身体健康负责，尽可能地选用优质、健康的食品，增加日常活动量，有意识地进行体重管理。

误区
7

肥胖是遗传病，瘦不下来不怪我

【解析】

很多人在减重失败的时候最容易产生这样的念头：我的肥胖就是遗传造成的，再怎么努力也没用！并产生自暴自弃、放弃减重的念头，甚至暴饮暴食，形成恶性循环。毫无疑问，基因的确会影响人的胖瘦，但是它不是肥胖的唯一决定性因素。

众所周知，除了遗传因素外，饮食、运动、情绪、环境、睡眠等也会对体重产生影响，肥胖的发生发展也受环境及生活方式的共同影响，因此不能只使用遗传这个单一因素来解释肥胖。迄今为止，国内外的相关研究发现了不少与肥胖和机体能量代谢密切相关的"肥胖易感基因"。多项研究表明，单纯性肥胖有遗传倾向，并且肥胖有一定的家族聚集性。相关调查发现，夫妻均为肥胖者，其后代有70%～80%的概率会出现肥胖；若父母中的一方为肥胖者，则子女有40%的概率会出现肥胖。另外，肥胖基因的易感性受到种族、性别、年龄的影响，总体而言，遗传因素对肥胖形成的作用占20%～40%。

但是，有遗传倾向并不可怕，最重要的是，具有这样的遗传倾向且已经发生肥胖的人群，要尽快改变不良的生活方式，才能尽可能地减轻体重。想要减重，应当长期坚持规律、健康的饮食等生活习惯，不能急于求成。事实证明，短时间内节食、服用减重药等减重"捷径"是经不起时间考验的，一旦恢复之前的饮食和生活习惯，体重很快就会反弹。并且，有研究显示，运动可减弱某些肥胖基因对体脂及体重指数的影响程度，这肯定了运动对降低肥胖倾向的作用。因此，肥胖人士不应该消极地将肥胖归因于基因的作用而不做出减重的努力。肥胖人士不应该绝望，而该行动起来，积极地改变饮食模式，增加日常活动量，采取健康的生活方式。既然不是天生的瘦子，那就行动起来，积极控制体重，同时预防肥胖相关并发症。此外，麻省总医院的研究人员开发出了一种用于预测个体先天肥胖风险的多基因风险评分系统，并且进一步指出风险评分偏高并不意味着一定会肥胖。研发该评分系统的目的是尽早识别个体的高风险遗传倾向，这对预防肥胖来说非常重要。

误区
8

肥胖与寿命无关

【解析】

很多肥胖患者并不把肥胖当作一种疾病，而是简单地把肥胖当成一种外形特征。短期来看，肥胖似乎对身体没有什么太大的影响，但是，长期肥胖容易导致多种肥胖相关并发症的发生，特别是许多慢性病。这些慢性病可能会跟随肥胖者一生，待其年老时，这些慢性病就会引起某些急性并发症，威胁身体健康，甚至导致死亡。因此，肥胖并非与寿命毫无关系，肥胖可间接地决定寿命的长短。

寿命的长短与疾病的发生发展密切相关。疾病可分为慢性病与急性病：慢性病起病隐匿，病程长且病情迁延不愈，包括糖尿病、高血压、肿瘤、慢性阻塞性肺疾病等；急性病指的是发病快、病情变化快的疾病，如脑血管意外、心律失常、心肌梗死、消化道出血等，严重者可在短时间内危及生命。虽然致人死亡的直接病理性因素为急性病而非慢性病，但是，急性病往往与慢性病密切相关，如高血压患者容易发生脑出血，慢性阻塞性肺疾病患者容易发生肺炎等。因此，要想尽可能地延长寿命，首先必须得保证有一个强健的体魄，预防慢性病的发生是十分重要的。

　　长期肥胖会导致一系列疾病的发生，如 2 型糖尿病、高血压、高脂血症、冠状动脉粥样硬化性心脏病等，并且可能与某些癌症的发生有关。国际著名医学期刊《美国医学会杂志》（*The Journal of the American Medical Association*，JAMA）发表过一篇文章，指出体重每增加 5 千克，患 2 型糖尿病的风险就增加 31%，患高血压的风险就增加 14%，患心脏疾病的风险就增加 8%，患肥胖相关癌症的风险就增加 5%，最终死亡率增加 5%。另外，研究表明，肥胖还会加速衰老的进程。

　　肥胖容易导致内分泌功能紊乱，如性激素紊乱，而长期性激素紊乱可增加子宫内膜癌、乳腺癌、前列腺癌等的发病率。肥胖还可导致血脂异常和胰岛素抵抗的发展、促炎性细胞因子分泌的增加和交感神经系统过度兴奋，不利的代谢效应会增加心血管代谢性疾病的发病风险。

　　正因为肥胖有如此多的危害，且容易引发慢性病，最终会间接影响到寿命长短，所以，要预防慢性病的发生，就不能"纵容"肥胖，必须维持健康的体重，才能拥有一个健康的身体！

误区
9

睡眠不足与肥胖无关

【解析】

"医生，我饮食控制得挺好的，每天也有运动，就是最近比较忙，睡得晚了一点，怎么没瘦下去，甚至胖了一点呢？"这种疑问在临床上比比皆是。其实，睡眠和体重之间也是有关系的，睡眠不足可能会引起肥胖。

睡眠是人一生中至关重要的一个环节，每天有差不多1/3的时间用于睡觉，但很少有人可以达到这一标准。《2019年中国熬夜晚睡年轻人白皮书》中的数据显示，在1500余人（15～35岁）中超过82.3%的当代年轻人睡眠不足8小时。长期的睡眠不足易导致一系列健康问题，如免疫力下降、内分泌失调、生物节律紊乱等。而睡眠不足也与肥胖密切相关，国内外许多研究表明，相对于体重正常的人群，肥胖者的睡眠时间更少，且作息更不规律。肥胖者每日平均夜间睡眠时间为6.62小时，而非肥胖者每日平均夜间睡眠时间为6.87小时，相差15分钟。此外，高体重指数（BMI）人群每晚的睡眠时长更加不固定，从3个小时到11个小时不等。

那么，睡眠不足是如何导致肥胖的呢？睡眠不足时，人体会分泌胰岛素，抑制瘦素的水平，增强饥饿感，促进食欲。研究也表明，睡眠剥夺会影响食物的选择，如减少蔬菜、水果的摄入，增加高碳水、高脂肪食物的摄入。一方面，睡眠不足的人可能伴随更长时间的久坐，从而增加能量的摄入；另一方面，晚上睡眠不足，白天就会疲惫困顿，自主运动量就会减少，能量消耗也随之减少。另外，睡眠不足还会导致血液中的脂肪被转移并储存至身体皮下、内脏等不同部位，从而引起不同类型的肥胖。综上所述，睡眠不足可从方方面面影响肥胖的发生。因此，保持良好的睡眠习惯以及适宜的睡眠时长对预防和控制肥胖至关重要。

最后，我们应该怎么做呢？

（1）请放下手机：多少人睡前刷视频、看小说从而忘记了时间的流逝。

（2）养成良好的作息习惯：保持固定的睡眠时长以及入睡和起床的时间，午睡时间也不要过长，45 分钟就够了，定个闹钟很有必要。

（3）睡前避免进食：尤其是高热量食物，以避免身体的重要器官，如肝脏等在夜间还要马不停蹄地"工作"。

（4）营造良好的睡眠环境：清新的布置、舒服的床上用品、温暖的灯光都是促进睡眠的法宝。

（5）增加户外运动：运动也是一个"助眠神器"，运动有助于调节生物钟，减轻压力，缓解负面情绪，缩短入睡时间。

总而言之，不仅热量摄入和消耗的不均衡是肥胖发生的主要因素，睡眠也与肥胖息息相关，睡眠不足会显著增加肥胖发生的风险。因此，肥胖患者应保持适宜的睡眠时长和良好的睡眠习惯，以预防和控制肥胖及其相关并发症的发生。

误区
10

肥胖只是一个人的事，不会影响家人和朋友

【解析】

很多人认为肥胖只是自己的事，只需要管好自己就可以了。其实，这种观点是错误的，因为肥胖也是会"传染"的。

肥胖也是会"传染"的，但其与我们通常所说的传染病不同，并不是由病毒、细菌等病原体引起的。

首先，为什么肥胖会传染呢？一方面，肥胖者自身及其家人、朋友对肥胖的定义和身材的接受度会逐渐改变。试想，如果肥胖者生活在一群身材正常的人当中，那他通常能很敏感地发现自己体重的变化，甚至会因此而感到不自信和惭愧，从而开始努力减重；如果身边有许多肥胖的家人或者朋友，则往往会存在一种从众和侥幸心理，觉得自己和他们比起来已经很瘦了，从而降低自己的底线，放松对体重的控制，慢慢地胖起来也不自知。另一方面，家人和朋友之间的生活方式会相互影响。肥胖人群多喜食高糖、高油、高盐食物，如炸鸡、披萨、甜品等。而且，肥胖人群大多懒散，喜欢久坐、久躺，不喜运动，却喜欢熬夜。在这样的家庭和交友环境中，如果意志力不够坚定，就会无意识地加入肥胖阵营，从而摄入更多

的热量，且热量消耗大大减少。有研究发现，丈夫肥胖，则妻子肥胖的风险为 44%；妻子肥胖，则丈夫肥胖的风险为 37%；兄弟姐妹中有一人肥胖时，其他人肥胖的风险增加 40%。在好朋友中，这种现象也是存在的，朋友肥胖，则自己肥胖的风险增加 57%。因此可以看出，在身材方面，好朋友的影响是非常大的。

其次，要怎么做才能不被肥胖"传染"呢? 第一，管住嘴，不要被"胖友们"诱惑，应了解哪些是不能吃的，熟悉食物的热量值，把零食、饮料放下，转换成水果、水、茶等，少在外面就餐，改变烹饪方式。第二，迈开腿，如有氧运动、力量运动、柔韧性运动等，每周至少进行 150 分钟的中等强度运动，如快走、慢跑等。第三，多跟体重正常的人保持联系，了解他们的饮食及运动习惯，进而影响自己周围的人，形成良性循环。第四，寻找一个也在减重的小伙伴，需要擦亮眼睛，选择那些有毅力、正能量满满且减重效果颇好的小伙伴，学习他的减重方式、生活态度等，才能达到事半功倍的效果。

综上所述，肥胖远不是一个人的事，肥胖也是会"传染"的，要对周围人的诱惑说不，选择更有利于自己减重的小伙伴，向他看齐，学习更好的饮食及运动方式，与其共勉。

误区
11

儿童肥胖是福不是病

【解析】

随着生活水平的提高，不难发现，身边胖嘟嘟的小孩儿越来越多了。大人们都喜欢白白胖胖的孩子，觉得很可爱。老一辈更是认为能吃是福，胖乎乎的更有福相，是营养充足的表现。然而事实绝非如此，早在 1997 年，世界卫生组织就明确指出"肥胖本身就是一种疾病"，儿童肥胖症也已成为 21 世纪最受关注的公共健康问题之一。

儿童肥胖症，是一种由多种因素引起能量摄入超过能量消耗，导致体内脂肪积累过多进而危害健康的慢性代谢性疾病。根据不同的病因，儿童肥胖症可分为原发性肥胖和继发性肥胖。原发性肥胖又称单纯性肥胖，95％ 的儿童肥胖属于单纯性肥胖。单纯性肥胖即非原发性疾病引起，而是长期能量摄入超过消耗导致的肥胖。继发性肥胖占儿童肥胖的 5％，是指由其他疾病引起的肥胖，如甲状腺功能减退症、库欣综合征、下丘脑病变等。

事实上，儿童肥胖比成人肥胖的危害更为严重！它不但影响儿童的身心健康，而且易并发成年后的代谢综合征、心血管疾病等。在青春发育期前，儿童肥胖易引起生长发育提前，儿童出现性早熟的概率更高；在青春发育期后，肥胖女孩还容易出现月经周期异常及多囊卵巢综合征。儿童肥胖症发病率越来越高，也会导致老年病逐渐低龄化，如高血压、高血脂、2型糖尿病、脂肪肝等，所以说，儿童肥胖也是很多慢性病的根源。另外，儿童肥胖也会影响儿童自身的形象，使其变得自卑敏感，穿衣不自信，不喜欢人际交往及户外运动，害怕被人取笑，过于担忧自己的形象，甚至会引起抑郁、焦虑等心理问题。

因此，儿童肥胖是病不是福，要正确看待儿童肥胖症，科学防治肥胖，守护儿童健康。首先，要养成良好的生活习惯，合理膳食，均衡营养，控制碳水化合物的摄入，养成细嚼慢咽的饮食习惯，少吃高糖、高脂肪等高热量食物；作息规律，保证充足的睡眠，对儿童来说，睡眠不足会错过生长激素分泌的高峰，因此不建议孩子晚睡甚至是熬夜。其次，应减少久坐不动的时间，制订科学的运动计划，鼓励孩子选择喜欢和易于坚持的运动，如跳绳、游泳、跑步、羽毛球等，每天至少运动30分钟；同时，运动要循序渐进，不可操之过急，以免损伤关节。再次，培养良好的情绪，父母要保持积极乐观的心态，帮助孩子学会情绪管理，鼓励孩子多参加社交活动，提升孩子的自信心。最后，定期体检，重视儿童体格生长监测，儿童常规健康检查一般在婴儿期至少4次（分别为3月龄、6月龄、8月龄、12月龄）；1～2岁儿童至少每半年1次；3岁及以上儿童至少每年1次。

如果孩子一不小心被肥胖"盯上"了，也不要心慌，科学减重很重要。千万不可盲目地在家节食或者滥用代餐、减肥药等来减重，应该及时到医院就诊，在专科医生的指导下科学减重，做好体重管理。

由此可见，儿童肥胖不是有福相，而是一种疾病。儿童肥胖的治疗关键在于早预防、早干预。由于儿童的自控力较弱，因此家长们更要多多注意，家长才是儿童肥胖防治中的主力军，作用不可小觑。

小时候胖点好，营养充足，长大了自然会瘦

【解析】

肥胖不仅受到饮食、生活习惯的影响，小时候的体重和营养状态也影响着未来肥胖的发生，成年后的胖瘦甚至与出生时的体重多少有关。

在我国，随着人们生活水平的提高，超重或肥胖人群的患病率也在逐年升高。特别是儿童肥胖，正成为一个日益严重的社会性问题。在物质贫乏的年代，人们的生活条件比较差，儿童营养不良率处于一个相对较高的水平，导致人们潜意识认为，小孩子肉肉的、胖胖的是养得比较好的一种体现，也代表着自家的孩子处于一个看起来"营养充足"的状态。不过，随着教育水平的提高，如今也有越来越多的人认为，健康的喂养意味着孩子的身高和体重在相应年龄段的标准范围内。

儿童肥胖会影响其成年后的身体健康，那么，究竟会带来什么样的危害呢？

首先，国外的研究显示，儿童时期的肥胖与成年后肥胖存在密切关联。小于 6 周岁的肥胖儿童，其成年后大约有 25% 的概率会超重；若肥胖持续到青春期，则其成年后肥胖的危险性显著增大，

高达 75%。因此，在儿童期进行肥胖干预，如制订科学的喂养和运动计划、养成健康的生活习惯等，是预防成人肥胖发生的重要手段。

其次，儿童期肥胖可能会导致成年后肥胖相关性疾病的发病率升高。体内脂肪的堆积，尤其是腹部脂肪的聚集，会造成机体的代谢紊乱，进而导致肥胖相关性疾病的发生风险增大。肥胖相关性疾病包括高血压、高脂血症、卒中、糖尿病、胆结石、肿瘤等。因此，控制住儿童期肥胖这个高危因素，则成人后的肥胖相关性疾病的发生风险也会相应减小。

最后，小孩子的心理是极为脆弱的，儿童期肥胖常会引起儿童的心理疾病。肥胖有可能导致儿童受到生活和学习环境中其他人的嘲笑和排挤，长期处于这种环境中，儿童有很大的概率会出现多种心理疾病甚至是精神疾病，这些疾病反过来影响他们的意志力，使其自暴自弃、暴饮暴食，体重更加失控，形成恶性循环。

儿童期的超重或肥胖将会对个人的身体健康造成难以估量的伤害，预防儿童肥胖至关重要。父母亲应当承担起监护人的责任，使孩子从小养成良好的饮食习惯和规律的生活作息；进行膳食结构调整，减少能量摄入，限制儿童摄入过多高脂、高糖的垃圾食品，少让孩子吃油炸食品、甜食等高热量食物；做到食物多样化，让孩子多吃粗粮、杂粮、豆制品，增加蔬菜水果的摄入量；还要增加孩子的日常运动量，每周至少完成 150 分钟的中等强度运动，以达到控制体重、保持身体健康的目的，这对孩子的一生将大有裨益。

儿童超重或肥胖不用特意制订运动计划

【解析】

有些家长认为，自己的孩子虽然超重甚至肥胖，但是孩子正在长身体，新陈代谢快，所以不用特地制订运动计划，孩子长大后自然就瘦下来了。这样的想法是错误的，对于超重或肥胖儿童，同样应该制订科学、详细的运动计划。

超重或肥胖儿童一般状态下的新陈代谢及活动量不一定能满足减重所需的能量消耗要求。若儿童的生长发育过程长期伴随着超重及肥胖，儿童的身体健康就会受到不良的影响，可能出现早发糖尿病、高血压、高脂血症等疾病。

相对于成年人的运动计划，制订超重或肥胖儿童的运动计划有其自身特点。

首先，建议开展以移动身体为主要形式的运动项目，如篮球、足球、长跑、游泳、骑自行车等。在运动过程中，可适当增加些趣味性、竞技性及娱乐性活动，有助于提高儿童对运动锻炼的兴趣，增强其毅力，避免孩子对运动产生厌烦情绪或畏惧心理。

其次，要考虑超重或肥胖儿童自身体重较大、心肺功能欠佳等诸多因素，结合个体情况以及预期目标制订个体化的"运动处方"，一般以中等强度的有氧运动为主，且应遵循循序渐进的原则。建议以运动时心率达最高心率的 60%～70% 为宜，每次 30 分钟左右，每周开展 3 次或 4 次。

最后，有学者认为儿童机体生物周期有着一定的节律性。相对于早上，在下午和夜间进行同样的运动消耗的能量会增加 20%。而在晚餐前 2 小时进行运动锻炼可以比其他时间消耗更多的脂肪。因此，若条件允许，可以选择在此期间进行运动锻炼。

另外，需要强调减少久坐行为的重要性。一般来说，儿童及青少年久坐的很大一部分原因是看电视及使用电子产品。因此，建议 18 岁以下的儿童尽量减少电视、手机、电脑等电子产品的使用，对于 2～5 岁的儿童，建议每天使用不超过半个小时，年龄较大的儿童应该在父母的监督下使用。即使使用电视，也建议用来进行基于屏幕的体育活动，一般指运动游戏，玩家可以在运动游戏中完成轻到中等强度的身体活动。有研究显示，坚持进行运动游戏一段时间可能会使超重或肥胖儿童的体重、体重指数（BMI）有所下降。

简而言之，对于超重或肥胖儿童，与体重超标的成年人一样，都应引起足够的重视，都需要制订个体化的运动方案来改善超重及肥胖，从而减小相关并发症的发生风险。

青春期减重会影响长高，青少年不需要减重

【解析】

　　这种观点是错误的，也是有害的。在日常生活中，许多家长认为孩子长得胖说明营养好，对孩子长高是有帮助的。实际上，肥胖对青少年健康成长的负面影响更大。若没有及时对青少年肥胖进行干预而任其发展，则成年期肥胖、糖尿病、心脑血管疾病等过早发生的风险会显著增大。

　　目前，肥胖是全球性的问题，而儿童和青少年肥胖的现状也不容乐观。我国是儿童肥胖率上升最快的国家，尽管儿童和青少年肥胖率低于成人，但其增长趋势显著高于成人肥胖率。近年来，随着生活水平的提高，儿童和青少年的营养越来越好，生长发育指标的平均值不断提高，营养不良率逐渐下降。但是，饮食结构的变化，加上学业负担越来越重、运动量越来越少、电子产品普及等因素，导致儿童和青少年肥胖率呈现快速上升趋势，这已成为威胁我国儿童和青少年身心健康的重要公共卫生问题之一。相关研究显示，1985 年至 2014 年，中国青少年及儿童的超重率由 2.1％增加至 12.2％，而肥胖率则由 0.5％增加至 7.3％。

　　尽管肥胖的孩子在刚开始的时候会比同龄人高（可能是因为性

腺提前发育），但是性早熟会使孩子的生长周期缩短，提前停止发育，从而影响最终的身高。《2015青少年健康体重管理调查报告》指出，在我国，平均每6个孩子就有1个肥胖，而10个小胖子里有9个身高低于标准水平。那么，不论是为了孩子的生长发育还是为了他将来的身体健康，控制体重都是必须进行的。

　　与成年人不同的是，儿童和青少年的减重需要父母的监督和引导，父母需从以下几点出发帮助孩子减重。首先，父母需提高自身的营养知识水平，为孩子准备合理搭配、多样化的食物；教育孩子不偏食、不挑食，减少外出用餐；尽量少用煎、炸等不健康的烹饪方式，并控制油、盐、糖的用量。其次，引导孩子养成良好的运动习惯，毋庸置疑，运动量不够是导致肥胖的重要因素之一。家长在课余时间应当多陪同孩子进行室外活动，如跑步、爬山、骑自行车等，帮助孩子养成锻炼身体的习惯。最后，家长要认识到肥胖及超重的危害性。家长应当帮助孩子从小建立健康的生活理念，在孩子的饮食上多花工夫，鼓励孩子多运动，减少电子产品的使用，同时监测并记录好孩子的身高体重。定期体检，才能及早发现超重或肥胖问题，以便于采取有效措施。另外，对于控制体重，家长应做好表率，以身作则，用行动鼓励孩子、陪伴孩子，才能取得较好的成效。若是在进行积极的干预后超重或肥胖仍未得到明显改善，则应该及时就诊，在医生等专业人士的指导下进行减重。

月经期间怎么吃都不会胖

【解析】

关于减重，有一种流传甚广的说法，那就是女性在月经期内怎么吃都不会胖，理由是经期失血，新陈代谢加快，多吃也不会长胖。这种说法站得住脚吗？答案是否定的。

首先，从体重变化来看，在月经来之前，女性体内的孕激素上升，雌激素下降，乳房胀痛，变大，子宫内膜增厚，体内水分滞留增多，这时的体重便会略微增加。经期开始后，孕激素逐渐下降，雌激素慢慢上升，乳房缩小，脱落的子宫内膜和血液排出，再加上体内水分减少，此时，体重又会逐步下降到平常水平。因此，经期结束之后体重降低是正常的生理现象，而且减少的其实是月经来之前增加的体重，绝大多数是体内水分的重量。可见，经期增加进食造成的体重上升往往会因为这种生理性的体重下降而被忽视，这就是为什么人们误以为月经期间吃什么也不会胖。

其次，从新陈代谢的角度来看，月经期间的新陈代谢确实略有加快，但是程度是很小的。很多研究证据表明，月经周期本身并不会带来大量的能量消耗。因此，在经期内只要热量摄入大于支出，就同样会有长胖风险。

此外，很多人认为经期血液流失，有损元气，所以可以通过大吃大喝来进补，这种想法也是不科学的。女性每个月的月经量为30～80 mL，一般情况下不会对身体健康产生什么损害。即使月经量比较大，肝、脾储存的血量也完全足够补充到血液循环中，日常的饮食只要营养全面，就完全可以满足身体的需求。而且，女性在月经期间，身体相对虚弱，容易疲劳，不适合进行大强度或长时间的运动，活动消耗量相对较小。如果在每次经期内都胡吃海喝，则摄入的额外热量无法消耗掉，多余的脂肪就会堆积在体内，体重反而很容易增长。

所以，"月经期间吃不胖"这种说法并没有科学依据，在经期暴饮暴食并不可取。月经期间应当清淡饮食，控油少盐，可以适当地多摄入一些富含蛋白质、铁、维生素的食物，如瘦肉、蛋、鱼、虾、猪血、鸭血等，但绝对不能放纵自己，借机大吃大喝、暴饮暴食。

总之，减重无捷径，月经周期对减重并没有什么神奇的作用，关键是掌握科学的减重方法，规律饮食和运动，并持之以恒。

减重就是体重下降

【解析】

有人觉得，减重等于体重下降，体重的数值变小了就达到减重的最终目的了呀！其实，这种观点陷入了一个误区，减重并不是单纯的体重下降。

大家为何要减重？大多数人是为了身材更加苗条、身体更加健康。身材好的一大秘诀是"体脂率"低，什么是"体脂率"？体脂率又称为体脂百分数，指的是人体脂肪重量在总体重中所占的比例，反映了人体内脂肪含量的多少。成年人体脂率的正常范围：女性是 15% ～ 25%，男性是 10% ～ 20%。其实，体重的数值和肥胖的关系并没有那么绝对，如男性的体重数值总体来说大于女性，但男性体脂率低，因此，一样体重、身高的男性和女性，男性看起来比女性瘦，当然，男性骨骼比女性重也是一个重要因素，但体脂率的影响也是不容忽视的。运动员的体重数值也普遍较大，但他（她）们的身材毋庸置疑比一样体重的不运动的人更好、更健美，究其原因，体脂率在其中起到了关键的作用。再举一个简单的例子，小晶和小芳是两个体重均为 50 kg 的女生，身高也一样，小晶的体脂率是 18%，小芳的体脂率是 27%，那么，小晶看起来一定会更瘦，这就是体脂率的重要性。所以，减重减的不单单是"体重"，而是"体脂"。在减重时，很多人因短期内体重未明显下降甚至略有上升而感到焦虑。一方面，减重是一个缓慢的过程，肥胖患者不能急于求成，在 3 ~ 6 个月逐渐减掉原始体重的 5% ~ 10% 才是减脂的合理速度；另一方面，运动减重会增加肌肉的比重，尽管体重下降不多甚至略有上升，但是身材无疑会更加匀称、健美，也能达到视觉上的瘦身目的。

体重每下降5%，身体就会启动自身保护机制，降低基础代谢，减少能量消耗，避免体重的持续下降，减得越多，身体发出的"增重信号"越大，就越容易反弹到原来的体重。所以在减重的过程中，速度不能过快，要保持平稳下降。当体重卡在一个"平台期"时，就要采取增加运动、提高机体代谢等方法，使体重能够继续平稳地下降。

减重的核心思想是摄入的总热量低于消耗的总热量，造成热量缺口，就能消耗体内的供能物质——糖和脂肪。每个人每天都需要有维持基本生命活动所需要的基础代谢热量，因此，一天摄入的食物热量要在基础代谢以上，哪怕是减重，也要保证每天所需要的基础代谢热量。如果一味追求体重下降，长期摄入热量不足，则基础代谢需求难以满足，就会出现脱发、失眠、贫血、晕厥等严重后果，且容易反弹至原来的体重，甚至较前更重。

综上所述，减重不能一味地追求体重数值的下降，应该改善生活作息，养成健康的饮食习惯，坚持身体锻炼，才能使体重平稳、适度地下降，使身材更加匀称、健美。

误区
17

减重到了平台期就不需要再减了

【解析】

　　这个观点是错误的。在减重初期，经过调整饮食或者增加运动量，往往减重效果很明显，但是过了几个月，很多人发现虽然吃的东西并没有变多，运动也一直在进行，体重却不再下降，甚至稍不注意就有回升的趋势，这就是所谓的"减重平台期"。是不是到了减重平台期就减不下去了，就可以松一口气，不再付出努力了呢？其实，减重平台期并非终点，而是需要改变策略以图更进一步的契机。这个阶段千万不能懈怠，而是要积极应对以突破平台期。

　　"减重平台期"是指在减重过程中随着体脂率下降而出现脂肪代谢减缓现象的特定阶段，是所有努力控制体重的人都可能会遇到的阶段。那么，为什么会出现减重平台期呢？一方面，减重初期体重明显下降，会导致机体的基础代谢减慢，身体耗能减少；另一方面，不断地运动会促进身体机能的提高，身体也会慢慢适应这种运动节奏，把自身调整到只用最少的能量就能完成固定节奏的训练。其实，从另一个角度看，平台期也反映了身体素质的提高，说明用较低的代谢即可实现能量支出与消耗的平衡。因此，如果依然维持原来的运动强度和饮食习惯，则体重将会处于一个动态平衡的阶段。

那么，该如何打破平台期呢？打破平台期最好的办法就是打破现有的平衡，大致有以下几个方法。

（1）改变饮食计划。可尝试"碳水循环饮食法"来调整饮食结构。根据碳水化合物的含量高低将每餐分为"高碳水""低碳水""无碳水"3种类型，按照特定的顺序组成循环，依照预定的饮食计划摄入，"欺骗"身体，让机体的能量摄入维持在波浪状，最大限度地消耗脂肪储备。

（2）改变运动计划。如果在平台期出现之前的训练为纯有氧运动，那么，在平台期出现后可变更为无氧与有氧训练相结合；如果在平台期出现之前的训练为无氧与有氧训练相结合，则在平台期出现后可更改为纯有氧运动。

（3）改变生活作息。将睡眠时长控制在6～8小时，因为种种研究表明，如果没有维持科学合理的睡眠规律，则很难突破减重的平台期。在每日饮食热量固定的情况下，可在短时间内将三餐能量摄入的比例由3：4：3调整为2：5：3，利用人体的新陈代谢在6：00—21：00最旺盛的特点来限制热量摄入以提高脂肪分解供能的效率。

（4）定期监测体重、体脂百分比和其他健康指标，以保持对自身减重进展的敏感性，以便及时调整饮食和运动计划，避免陷入长期平台期。

减重平台期并非终点，而是迈向更健康、更健美的一步。通过调整饮食、改变运动方式和保持持续监控，大多数人都可以越过平台期，继续朝着更高的健康目标前进。记住，减重是一个长期过程，需要持之以恒、坚持不懈，需要具有顽强的意志力，虽然有时候会让人感到疲惫不堪、烦躁郁闷，但减重成功也会给人带来更健康的身体、更美好的外形和更充实的生活。

误区
18

减重过程中体重反弹说明此种减重方式不正确

【解析】

减重是一个为了追求更健康的生活而付出努力的过程。然而，有些人在经历了辛苦的减重过程后，却发现体重反弹了，导致他们产生误解，认为所采取的减重方式不正确。减重过程中体重反弹有可能是因为减重方式不正确，但也有可能是因为还没达到减重周期，或受到环境因素的影响等。对这种情况不应妄下断语，随意更改减重计划，而应分析问题，找到原因，寻找解决的办法并落实到位，才能更持久、更高效率地减重。

减重能有效治疗肥胖及其相关的慢性代谢性疾病，但减重过程中的体重反弹在肥胖治疗中十分常见，这严重挫伤了减重患者的积极性。体重反弹的原因有很多，最主要的有以下3个。

（1）没有采取正确的减重方式。例如，采取饥饿疗法、腹泻、超负荷运动来快速减重，往往丢失的是水分和蛋白质，并没有很好地燃烧脂肪，而且身体容易疲劳，营养不良还会造成免疫力下降，无法长期坚持。一旦终止这些减重方法，体重常常迅速反弹，还会对身体造成损害。

（2）没达到减重周期。脂肪是有记忆的，它会抗拒外界对它的改变并尽量往原来的形态发展。减重一般需要经过减重期、停滞与调整期、巩固期 3 个阶段。减重失败的很大一部分原因就是在停滞期失去信心而放弃，或者在巩固期松懈下来而功亏一篑。

（3）瘦下来后暴饮暴食。有些人在减重期间严格控制饮食，过于压抑自己的口腹之欲，当体重减轻到了减重目标后就放松警惕，开始暴饮暴食。殊不知，此时正是决定减重是否成功的关键时期。暴饮暴食不仅会使体重很快反弹，还会危害到身体健康。

那么，该如何防止体重反弹呢？减重最重要的就是控制热量摄入，但控制热量不等于节食。即使是减重期，也要保证每天营养均衡，摄入优质蛋白质，维持肌肉量，以免变成易胖体质。要长久地保持住减重的成果，一般建议：成年女性每日热量摄入不超过 1800 千卡，成年男性则不超过 2250 千卡；保证一日三餐饮食规律，烹调食物坚持少糖少盐少油；摄入的食物种类应尽可能多样，保证各种营养素摄入充足、均衡；选择能够融入日常生活的健康饮食和运动习惯而非短期的极端措施，这更有利于持续减重；应该着眼于健康而不仅仅是体重数值；建立稳定的心理状态，采用健康的心态面对减重过程中的挑战，这将有助于减轻体重反弹的压力。

体重反弹并非减重失败的标志，而是一个学习和调整的机会。肥胖治疗是一个长期的过程，只有深入了解体重反弹的原因，并采取持久的、可持续的减重方式，才能在健康的道路上走得更远。不要轻言放弃，而是将体重反弹看作前行路上的一次调整，从而迈向更健康、更持久的生活方式。

误区
19

减重只需要关注体重指数，无须关注体脂等其他指标

【解析】

在生活中，大多数人减重只牢牢盯着体重秤上的数字，一点点的波动就焦虑着急，对自己产生怀疑。其实，减重不是只有体重这一衡量指标，体脂、腰围等也具有重要的参考价值，所以这样的观点是错误的。

体重指数这一指标反映的是体重的变化 [体重指数＝体重（kg）/身高^2（m^2）]。在减重过程中，体重并不是像我们希望的那样直线下降的，忽高忽低是很正常的，甚至有平台期的存在。每天的体重也会受到许多因素的影响，如饮食、情绪、睡眠、排便、环境等。许多女性在生理期体重会增加，这主要是因为在生理期雌激素分泌减少从而导致水分潴留，生理期过后体重自然会恢复正常。此外，体重波动和体重反弹是两个不同的概念。体重反弹指的是体重波动超过了合理的范围，这是值得警惕的。目前，适合大多数减重者的合适波动范围为 2.5 kg 之内，最好是 0.5～1 kg，正常人早晚的体重差也有 0.5～1 kg。

在门诊中常听到这样的疑问："医生，我的体重最近都没有变

化，怎么办啊，我是不是瘦不下去了？"但是，经过检查后发现他／她的体脂率下降了很多。肥胖是异常或过量的脂肪堆积，而体脂率指的是人体内脂肪重量在总体重中所占的比例。一个体重 60 kg 的成年人，若体脂率达 30%，则其体内足足有 18 kg 的脂肪量。而一样重量的脂肪和肌肉，脂肪的体积是肌肉的 3 倍，视觉上的差异是十分显著的。所以，两个相同身高、重量的人，体脂率高的人会显得更胖一些。成年人体脂率正常范围：女性 15% ～ 25%，男性 10% ～ 20%。

　　若是没有体脂秤，腰围同样也是减重人群的主要观察指标之一。腰围可反映腹部脂肪的绝对含量，其与内脏脂肪含量、胰岛素抵抗、心血管疾病的相关性明显高于体重指数。因此，腰围是目前公认的可较好地评价心血管疾病和糖尿病的人体测量学指标。中国大多数肥胖者属于腹型肥胖，相较于其他类型的肥胖，腹型肥胖者罹患心血管疾病、2 型糖尿病、高血压等疾病的风险要高得多，甚至腹型肥胖者的寿命也会短一些。这一观点在欧洲前瞻性肿瘤与营养健康研究中得到了证实，此研究表明，腰围和腰臀比超出正常范围是过早死亡的危险因素，尤其是腰围。即使是体重较轻的患者，对他们来说，腹部脂肪堆积也是死亡的危险因素。

　　那么，腰围在什么范围内才是相对安全的呢？一般情况下，男性腰围应小于 102 cm，女性腰围应小于 88 cm。男性应尽可能将自己的腰围控制在 85 cm 以下，女性应尽可能控制在 80 cm 以下，则相关并发症的发病率可显著下降。

　　综上所述，体重指数、体脂率和腰围都是衡量减重是否成功的指标。在减重期间出现 0.5 ～ 1 kg 的体重波动也不要慌张，坚持执行科学的生活方式，肥胖的程度就能继续减轻，相较于体重指数，体脂率及腰围的改善更有助于控制肥胖相关并发症的发生、发展。

误区
20

减重就是越瘦越好

【解析】

　　许多减重者认为越瘦越好，"瘦"是健康的表现，特别是许多当代年轻女性，觉得"瘦"就是"美"，即使体重已经在正常范围内或者已经低于正常范围，仍然觉得自己不够瘦，还想继续减重。但是，越瘦真的代表越健康吗？答案是否定的。

　　肥胖患者的身体脂肪组织过度堆积，脂肪组织过多则容易导致高血压、高脂血症、糖尿病、多囊卵巢综合征等疾病的患病风险增大。从另一个角度来看，脂肪组织过多虽然会产生许多不利影响，但是，脂肪同时也是人体组织中的重要构成部分，是生命运转的必需品，在人体中它也具有重要的生理功能。首先，脂肪可以存储能量以及供给能量，是人体在安静状态下及低体力活动时的主要能量来源；其次，脂肪可以保护内脏器官，防止器官损伤；再次，皮下脂肪有助于维持人体的体温恒定；最后，脂肪可以促进脂溶性维生素的吸收，如维生素 A、维生素 D、维生素 E、维生素 K 等。因此，适当的体脂量对人体是有益处的，正常成年人的体脂率：男性为 10%～20%，女性则为 15%～25%。

　　超重肥胖可以引起一系列问题，与此同时，过瘦的人也容易出现许多健康问题。首先，太瘦的人由于营养不良，相对正常体重的人抵抗力更差，更容易发生感染，如感冒等，也容易出现贫血、胆结石、骨质疏松、生殖功能障碍等问题。至于消瘦的人群，他们可能是病理性体重下降，如胃肠道疾病、甲状腺功能亢进症、糖尿病以及其他消耗性疾病。如果在短时间内消瘦，则需要尽早到医院就诊。

那减重到什么程度才是适合的体重? 衡量人体体重最常用的是体重指数 (BMI)，正常成年人的体重应当是 BMI 在 $18.5 \sim 23.9$ kg/m^2 之间，BMI 在 $24.0 \sim 27.9$ kg/m^2 之间表示超重，≥ 28 kg/m^2 则为肥胖，而 BMI<18.5 kg/m^2 则说明偏瘦，一般来说，BMI 维持在 $18.5 \sim 23.9$ kg/m^2 之间即可，可自行计算。正常体重的人也不能放纵自我，对饮食完全不控制以及不运动，毕竟长期保持正常体重是健康身体的基石!

胖的人显年轻，瘦的人显老

【解析】

显老还是显年轻，与人的高矮胖瘦并没有绝对的关系，而是受到遗传、营养、环境、审美、气质、性格等各种因素的影响。其实，好身材的标准应该是匀称、健康，而不是所谓的微胖或者苗条。因此，"胖的人显年轻，瘦的人显老"本身就是一个伪命题。

虽然显老还是显年轻与人的高矮胖瘦并没有绝对的关系，但是，与正常体重相比，偏胖或偏瘦的人往往患有更多疾病，机体一旦受到疾病的摧残，精力和活力就会下降，脸色憔悴，精神萎靡，自然更加显老。

标准体重是评判个人身体健康状况的重要指标之一，偏胖或偏瘦均不利于身体健康，还会影响个人的外观。标准体重代表着身体的外观协调一致，肌肉、脂肪、骨骼的分布相对匀称，机体内部组织的结构处于一个最佳的平衡点，身体的各项机能维持在一个健康的状态。

那么，偏胖或者偏瘦会给人带来哪些危害呢？

根据脂肪聚集的部位，可将肥胖分为匀称型肥胖和腹型肥胖。

匀称型肥胖，即脂肪主要聚集在四肢及皮下，表现为臀部较肥大；腹型肥胖，脂肪主要聚集在腹部及躯干部，肝脏等重要功能器官也常被脂肪覆盖，表现为向心性肥胖，特征是"啤酒肚"。

一方面，肥胖，尤其是腹型肥胖，会给患者的身体健康带来巨大的危害。体内的重要脏器被脂肪组织覆盖，脏器功能就会受到影响，机体的代谢出现紊乱，从而引发相应的疾病。一系列的病理因素造成血压、血糖升高，血脂异常以及动脉硬化，最终导致高血压、糖尿病、冠心病等慢性疾病的发生风险显著增大，给国家和个人带来了沉重的负担。

另一方面，在如今"减重之风"吹遍全球的背景下，越来越多的女性开始追求过度苗条的身材，如"A4纸身材"，实际上，这是一种病态的身材，对保持身体健康反而更为不利。虽然偏瘦的人身材更加苗条，可以穿上更有曲线的衣物，展现自己所认为的"更美妙"的身姿，但是，这类人往往显得弱不禁风，且更易营养不良、体弱多病，反而不能称之为身材美。身材美不仅代表着身材的匀称，也代表着一个人的身体健康状态。国外的一项大型研究显示，在正常体重范围之外，越瘦的人死亡率反而越高，更容易死于癌症和除心血管之外的其他疾病。瘦并不意味着健康，与体重标准的人相比，消瘦的人死于肺炎、流感、心脏病等的比例更高。

不论胖、瘦、丑、美，只有健康的身体才是最宝贵的。无论是肥胖还是偏瘦的人群，都应该努力调整好自己的心态，摒弃消费主义和商业宣传所带来的不合理、不健康的观点，树立正确的价值观，追求更为健康，也更为符合客观事实的大众美。

减重速度越快越好

【解析】

在追求理想体重的过程中，很多人会陷入一个常见的误区——减重速度越快越好。然而，这是一个潜在的危险观念。事实证明，减重的速度越快，对身体造成的伤害就会越大。

随着肥胖人群越来越追求健康的身体和美观的形象，迅速减掉体重能令很多肥胖者获得短期的成就感。但是，这种"成就感"其实是有害的，忽视了长期健康的重要性。俗话说，"欲速则不达"，减重过快、过猛可能会引发体重反弹、厌食、贫血、营养不良、月经不调、脱发、记忆力减退、皮肤松弛、骨质疏松等不良反应。而且，一些较为流行的、极端的快速减重方法，如极低热量饮食或液体断食，虽然能迅速减重，但却缺乏可持续性。世界卫生组织建议，合理的减重速度为 0.5～1 千克／周，而多数学者经过研究也指出，减重的合理速度上限为 1 千克／周。在一般的情况下（没有外力的作用，如抽脂），体内脂肪分解的速度并没有我们期望中那么快。如果每周减重超过了 1 千克，则减掉的更多是水分或者肌肉。所以，从持续减重和保持体形的角度来说，即使从表面上看减重效果还不错，但是如果不补充流失的肌肉，则减重效果的持续性是大打折扣的，要想维持体重不反弹也是非常困难的。如果减重速度超过每周 1 kg，则意味着身体已经受到或轻或重的损伤，会出现抵抗力下降等情况。极速减重可能导致身体进入饥饿模式，降低代谢率以节省能量。一旦重新摄入正常饮食，则体重很容易反弹。并且，一些极端的减重方法还会导致营养不良，进而影响身体各种生理功能，对整体健康产生负面影响。

相较于快速减重，适度地减重益处更多。首先，如果减重速度合理，则不需要大幅度减少食量，这不但可以保证摄入充分的营养，而且身体的各个器官都能很好地适应这种减重节奏。其次，随着年龄增长，皮肤胶原蛋白会渐渐流失，而快速减重会加速这一过程。缓慢减重不会导致皮下脂肪快速分解，可延缓皮肤松弛和皱纹的出现，同时，因为营养充足，所以脸色红润、健康，而快速减重则会造成脸色苍白、憔悴。再次，缓慢减重的压力较小，不像快速减重那样容易引发焦虑情绪，进而影响生活质量。最后，缓慢减重可促使减重者养成许多好习惯，形成良性循环，从而长期保持健康和匀称。

那么，该如何科学、健康地把握减重速度呢？每周减重 0.5 ～ 1 kg 是一个相对稳健和可持续的目标。实现这样的减重速度更有可能源于健康的饮食和适度的运动，这有助于保留肌肉的质量，且能使减重者将焦点放在长期健康上，致力于形成健康的生活方式，包括合理的饮食和适度的运动，而不是只关注短期的外观变化。另外，不可依赖极端的饮食法来实现减重目标，应保持均衡饮食，确保获得足够的营养，避免引发营养不良相关的疾病。

控制体重是一项终身事业，不可急于求成。减重的核心是改变生活方式，健康的饮食和生活习惯是一辈子的"事业"。

要时刻关注自己的体重，必须每天称重

【解析】

肥胖不仅是体重增加，还包括体重正常的代谢性肥胖，这种肥胖的特点是体重在正常范围内，但其体内的脂肪含量明显增多，进而引起代谢异常。另外，体重增减的部分也不一定全是脂肪。因此，体重的数值大小并不能完全代表肥胖的有无及其程度，肥胖患者并不需要时刻关注自己的体重，每天坚持称体重只会给自己增加不必要的焦虑感。

若一个人比别人更加专注于某一件事情，则其成功的概率一般也相对更高。注意力是认知自我和世界的心理状态。专注于某件事情的时候，需要摒弃其他分散注意力的干扰，集中精神于事情的本质特征，最终达到特定的目标。但是，过度的专注常常会使人忽略其他不太被关注到的地方，所谓"旁观者清，当局者迷"。这种情形下，往往适得其反，导致目标无法达成，徒劳无功，甚至"好心办坏事"。

时刻关注自己的体重，每天称重，可能会给自己制造焦虑，阻碍减重进度。体重或体重指数（BMI）不能准确反映体内的脂肪含量，腹部脂肪含量或脏器脂肪含量才是反映体内脂肪含量的最佳指

标。体脂含量越高，给身体带来的危害则越大。与体脂正常的人相比，体脂含量高的人更容易罹患糖尿病、高血压、心脏病、脑卒中等疾病，死亡风险也显著增大。腹型肥胖是肥胖的一种常见类型，需要引起肥胖人群的关注。腹型肥胖常使用腰臀比（腰围与臀围比值）预估体内的脂肪含量，也可以使用超声、医用电子计算机断层扫描（computed tomography，CT）和磁共振成像（magnetic resonance imaging，MRI）来测量、计算内脏的脂肪含量。后者预估的体脂含量准确度更高。腹型肥胖不但会显著增大心脑血管疾病和死亡的发生风险，而且其所带来的危害已经严重影响到人们的生活质量。

减重是一项需要长期坚持的"事业"，过度关注于某一时刻的体重并不能提高减重的成功率，反而会降低减重的积极性。肥胖患者在减重过程中，可能会遇到长短不一的平台期，体重1～6个月基本没什么变化，这时候的关注点应该是饮食的改变或者运动量的增加，而不是毫无变化的体重数值。

不需要过度关注体重的数值，肥胖对个人健康的危害程度并不取决于具体的体重数值，其主要因素也不是体重的多少。况且，短期的体重波动往往与食物和水的摄入量，以及代谢物的排泄有关，并不能准确地反映减重效果。

减重时，并不需要时刻关注自身的体重，而应该保持坚定的意志力和控制力，持之以恒，才能在减重的道路上越走越远。对体重数值的关注度应控制在合理的范围内，如一星期称一次体重，不但能够减轻焦虑，而且有助于更科学地评估体重的变化，进而调整减重方案，以便更健康、更合理地进行减重。

误区
24

减重最终都会反弹，反弹是无法避免的

【解析】

不少人对减重有一个观点，即减重最终都是会反弹的，所以何必要辛苦地减重呢。实际上，这种观点是错误的。只要减重方法是健康的、科学的，并且能将合理的饮食和运动习惯很好地坚持下去，不报复性暴饮暴食，那么，反弹的概率其实是很小的。

首先，我们要了解一下减重反弹的概念。反弹是指成功减重后体重再次增长的现象，且增长超过了一定的范围。千万不要将减重反弹跟体重的正常波动混为一谈。正常情况下，人的体重每天都会有 0.5 ～ 1 kg 的上下波动。

其次，减重为什么会反弹呢？第一，减重方式错误，其中，极低热量节食减重是最为常见的。每天摄入极少的热量试图"饿死"脂肪细胞，按理说，这种减重方式应该十分奏效，可以显著地减重，但是为什么体重却更容易反弹呢？其根源在于，减重期间刻意摄入的极低热量食物往往是减重者所不喜欢的，与其以往的饮食习惯大相径庭，而需要减重的人，其爱好高热量饮食的概率也比较高。因此，采用这种减重方法，一般在初期可取得较好的效果，但是，到了后期，饥饿感、厌倦感往往会战胜自控力，导致体重降幅减小。更有甚者，盲目使用减重药或泻药，试图通过清空肠道来达到减重的目的。殊不知，这样减下去的体重只是体内的水分，一旦停药，体重极易反弹，甚至容易发生电解质紊乱等不良反应。第二，减重周期过短。研究表明，体内的脂肪细胞具有记忆功能。而有些人减重初有成效或到了平台期时就开始得意忘形，放松警惕，自认为减重成功，时不时犒劳一下自己，即所谓的"放肆餐"。实际上，只有当脂肪细胞适应了目前的生活习惯，瘦身才算成功，而这个周期一般在 5 年以上。也就是说，减重必须坚持 5 年以上，脂肪细胞才不会在摄入"放肆餐"时大量吸收，拼命膨胀以应对不时出现的饥饿情况。第三，生活习惯糟糕。原发性肥胖的原因除遗传外，大多与饮食、运动、睡眠相关。即使控制了饮食，但若从不运动，经常熬夜，那么，反弹也是无法避免的。第四，本身依从性较差。减重是一项需要强大意志力且长期坚持的"事业"，三天打鱼两天晒网只会让减重前功尽弃。

那么，怎样才能避免减重反弹呢？第一，给自己设立一个合理的目标。肥胖患者减重的期望值与实际能达到的效果往往有很大的距离，这容易导致患者丧失信心及依从性。多数研究认为，减重 5%～10% 是可以实现并能长期维持的。第二，选择科学且个人喜欢的饮食及运动方式。对减重不应操之过急，选择极端的饮食方式及难度较大的运动手段，往往会导致减重难以坚持下去。第三，合理进行药物干预，如胰高血糖素样肽 -1（glucagon-like peptide-1）受体激动剂、二甲双胍等，都被证实可较好地辅助减重以及预防相关并发症的发生。

最后，短期减重不是难事，但保持体重不反弹道阻且艰，取得初期成果时不要盲目自信，应克服侥幸和懈怠心理，长期坚持科学、合理的饮食及运动习惯才是重中之重。

误区
25

可以实现局部减重，想瘦哪儿就瘦哪儿

【解析】

"医生，我的肚子好大哦，可以只瘦我的肚子吗？""医生，我的腿太粗了，有没有办法把我的腿弄细一点啊？"这样的话在临床问诊时层出不穷。大家都希望该瘦的地方瘦，该胖的地方胖，拥有一个完美的身材。但是，局部减重真的存在吗？真的可以想瘦哪就瘦哪吗？事实上，这是无法实现的，想瘦哪儿就瘦哪儿是没有理论依据的。

首先，我们要认识到，人是一个整体，同理，全身的脂肪分布及供能，特别是皮下脂肪，也是一个完整的体系，是全身性的，受神经及体液调节的影响，牵一发而动全身。而目前所能实现的身体局部减重，除抽脂手术外，大多是通过特定部位的锻炼来减少全身的脂肪，并增加特定部位的肌肉量。不同的人脂肪堆积的部位不同，脂肪减少的部位也会有所差异，如有的人腹部脂肪减少比其他部位更明显，若再加上局部运动减重，如仰卧起坐，就会给其造成局部减重的假象，但这并不能说明局部减重可以实现。

其次，有一些商家推出了瘦身霜、瘦腿霜等产品，宣称可以使用它们来跟身上的肥肉"说拜拜"。脂肪是热量在身体中的储存形式，主要由体内过剩的热量转化而成。因此，想要减脂，首先要减少热量的摄入，增加热量的消耗，而消耗过多热量的最佳方法是运动，局部涂抹瘦身霜或者局部出汗是无法实现局部减重的。局部出汗只是达到了脱水的目的，消耗的热量微乎其微。不要盲目地相信广告，若看到相关的广告，请敬而远之。

那么，想要"局部减重"，到底应该怎么做呢？第一，要先进行全身性的减脂。整体瘦下来了，那么想瘦的地方自然也能瘦下来。最有效的减脂方式莫过于控制饮食和适当进行有氧运动，如慢跑、游泳等，这些都能显著地增加机体的热量消耗。第二，若追求人鱼线、马甲线之类，则应在全身减脂的基础上增加局部锻炼，如卷腹等，以增加局部的肌肉量，使肌肉线条更加明显。但这一切都要在健康饮食的基础上进行，不可盲目地过度节食。第三，抽脂手术，即操作器械通过皮肤小切口深入皮下脂肪层，将脂肪碎块抽吸出来，可达到减脂的目的，但无法使人消瘦，也不能代替减重，只适用于单靠一般减重方式难以消除的臀部、腹部等部位的脂肪。另外，手术通常有利有弊，选择何种减重方式，是不是一定要抽脂才能达到减脂的目的，需要因人制宜、权衡利弊。

最后，告诫各位减重者，局部减重是不存在的，不要盲目听信商家的宣传，老老实实地控制饮食、加强锻炼比什么都行之有效。

误区
26

流汗越多，瘦得越快

【解析】

有些人认为，流汗越多就越容易瘦，然而笔者不以为然。减重与出汗之间并没有必然的因果关系。

首先，我们要理解人体为什么会出汗。人体的温度由中枢神经系统控制，只有人体的产热和散热保持相对平衡，体温才能保持正常。人体的能量有一部分以热的形式向外发散，出汗是人体主要的散热方式。在剧烈运动时，人体的新陈代谢加快、肌肉的收缩活动增加等因素会产生大量的热能，这些热能通过汗液蒸发的形式来发散，进而使体温保持正常。对个体而言，出汗量的多少与运动的形式、强度和时间在一定程度上呈正相关。然而，出汗量也受其他因素的影响，如运动环境的温度、运动时的着装，甚至运动时的情绪也会造成一定的影响。

其次，个体之间亦存在差异。例如，不同人的汗腺"发达"程度也不尽相同，包括汗腺的数量、分布情况。有些人平素手心、脚心容易出汗，有些人甚至全身都较其他人更容易出汗，这可能与某些疾病相关。而就超重或肥胖者而言，由于其脂肪含量较多且大多分布于皮下，而脂肪组织有"保温"作用，因此更容易出汗。

最后，运动后的出汗量与运动时人体内的体液含量密切相关。体液多的人运动时出汗也相对较多，而运动前大量饮水也会增加体液量，进而导致运动时出汗量相对增多。与此同时，运动后大量出汗会导致人体体液的丢失，引起血流动力学的改变等。因此，若运动后大量出汗，应及时补充液体及人体所需的电解质、矿物质等，防止脱水等不良事件的发生。

因为伴随着大量出汗，所以在运动后马上称重往往会发现体重"明显"下降，但是，随着水分的补充，这种出汗对体重的临时"改善"作用将迅速荡然无存。可见，不能将每次通过流汗而丢失水分的程度作为减重效果的评估依据，减重减的是脂肪而不是水分。当然，也不要因此而否定运动对减重的作用，运动对减重的作用不是一朝一夕就能测量的，只有持之以恒的科学锻炼才能达到减脂的目的。

综上所述，"流汗越多，瘦得越快"这种观点过于片面，更不能因为误认为出汗越多减重效果越好而在运动过程中迫使自己大量出汗，而且，在运动后应及时补充所需的液体及人体必需的微量元素等。

误区
27

肥胖与糖尿病没什么关系

【解析】

很多人认为，糖尿病是一种遗传性疾病，与肥胖并无明显的相关性，只有那些有"糖尿病基因"的人才会得。其实，这种观点是错误的，糖尿病的发病虽与基因有密切的关系，但是，肥胖可导致胰岛素抵抗，而胰岛素抵抗是糖尿病的重要发病因素。也就是说，即使没有糖尿病家族史，肥胖的患者仍然是糖尿病的高危人群。

首先，什么是糖尿病？糖尿病是一种由多种病因引起的以高血糖为特征的慢性代谢性疾病，常常伴有胰岛素分泌不足或胰岛素抵抗。遗传因素、环境因素以及自身免疫均与糖尿病的发病相关。糖尿病可分为1型糖尿病、2型糖尿病、妊娠期糖尿病以及特殊类型糖尿病，其中，2型糖尿病占95%以上。另外，糖尿病可以导致多种慢性并发症，如糖尿病肾病、视网膜病变、血管病变、神经病变等，从而降低患者的生活质量，甚至缩短患者的寿命。肥胖是2型糖尿病的重要危险因素之一。随着人们的生活水平越来越高，肥胖人群也越来越庞大，进而导致2型糖尿病患病率也逐年升高。据统计，我国成人2型糖尿病患病率已经达到了 11.9%，已经成为我国一大公共卫生问题。

其次，肥胖为什么会导致糖尿病？相关研究报道，肥胖人群患 2 型糖尿病的风险是正常体重人群的 4 倍。肥胖者体内的脂肪含量相对正常体重者高，脂肪细胞过多会导致胰岛素抵抗。胰岛素抵抗即胰岛素在机体中的生理作用减弱，而胰岛素具有降低血糖的作用。一方面，胰岛素的作用减弱会导致血糖偏高；另一方面，人体具有强大的代偿能力，为了保持血糖平衡，胰岛细胞就会分泌更多的胰岛素，从而引起高胰岛素血症。但是，长期的高负荷工作会使胰岛细胞疲劳，最终导致胰岛素分泌不足，从而发生慢性血糖升高，最终发展成糖尿病。

最后，肥胖患者应当如何预防糖尿病的发生？

第一，保持健康的体重。BMI ≥ 24 kg/m^2 的人为超重，而 BMI ≥ 28 kg/m^2 则为肥胖，无论是超重者还是肥胖者，均应进行减重治疗。减重的措施主要包括饮食控制以及合理运动：控制能量的摄入，以低盐、低糖、低脂肪、高纤维饮食为主，多吃蔬菜、水果；每周保证至少 150 分钟的中等强度运动；跑步会增大膝关节的负重，故肥胖患者可以选择游泳、太极拳等运动，避免过度负重造成身体损伤。

第二，坚持健康的生活方式，如戒烟限酒、避免久坐、规律作息。

第三，定期体检。建议每年体检，做到"早发现、早诊断、早治疗"，特别是年龄在 45 岁以上、超重或肥胖，以及有糖尿病家族史、高脂血症、多囊卵巢综合征的人群，更应当注意。若发现血糖偏高，可进一步做糖耐量试验，以观察血糖情况。

糖尿病的典型症状为"三多一少"，即多饮、多食、多尿和体重减少，且可能伴有皮肤瘙痒、视物模糊、泡沫尿等表现，如果出现这些症状，应当及时至医院就诊。

肥胖与血压高没什么关系

【解析】

　　这种观点是错误的。肥胖与高血压之间有着密不可分的关系，休戚与共。

　　统计学证据显示我国高血压发病率呈逐年上升趋势且年轻化，不仅仅局限于老龄人群中。高血压是心脑血管疾病最常见的危险因素，且占 2020 年自然人群心脑血管疾病病死率首位。由此可见，高血压已成为我国人群死亡的重要原因之一。大量研究证实肥胖是高血压的独立危险因素，尤其是腹型肥胖，也就是大家常说的大肚腩。肥胖个体患高血压的可能性较非肥胖个体增加了 3.5 倍，并且 60% 的高血压都归因于脂肪组织的增加。全国健康和营养检查调查显示在肥胖人群中高血压的发病率为 42.5%，而身材苗条的人其高血压发病率仅为 15.3%，这个差异是不可想象的。综上数据表明，肥胖与高血压息息相关，极大程度地增加了高血压的发生风险。

　　肥胖与肥胖相关高血压的发病机制是复杂且相互依赖的。第一，肥胖人群中高胰岛素水平会刺激交感神经兴奋，去甲肾上腺素分泌增加，血管收缩，增加外周血管阻力，从而导致高血压的发生,而这种现象在内脏脂肪分布较多的人群中更为明显;第二,肥胖易导致肾脏受损,肾髓质的细胞外基质沉积引起血管和肾小管受压,肾小球硬化,滤过减少,水钠储留,从而进一步导致高血压的发生;第三,高血压与内皮及氧化应激相关,在肥胖个体中氧化应激水平增加,一氧化氮生成减少,血管功能下降;第四,在超重、肥胖人群中,增厚的皮下脂肪引起毛细血管扩张,血液循环量增加,而全身血液容量的增加也会导致心脏输出量增加,引发左心室肥厚,高血压的发生。此外,一些肥胖相关细胞因子也发挥了作用,如瘦素、脂联素等。

在治疗方面,肥胖与高血压的一线治疗方案都是生活方式干预,也就是俗话说的"管住嘴,迈开腿"。研究表明,长期的生活方式干预可有效预防甚至改善肥胖、高血压及其相关的心血管疾病风险。体重每减轻 1 kg,血压平均下降 1.05/0.92 mmHg;其次就是减重药物的使用,目前只有少数的药物被收治使用,如奥利司他、西布曲明、利莫那班、芬特明 / 托吡拉马托,它们都有较好的减重效果,但是如何选择减重药物还是得因人而异及遵医嘱进行;另外一些具有减重效果的降糖药物也进入人们视野,如二甲双胍、胰高血糖素样肽 -1 受体激动剂等;最后就是代谢性手术,它也有较好的减重及降低血压的效果,甚至可改善胰岛素抵抗,但并不是所有的肥胖人群均适用,国际肥胖代谢外科联盟和美国肥胖代谢外科学会指出对于体重指数超过 35 kg/m² 的人群,无论是否合并代谢性疾病及代谢性疾病严重程度,均建议手术治疗。

肥胖相关的高血压目前已成为一个重要的社会公共健康问题,随着肥胖的发生,高血压的发病率逐年增加。预防和控制肥胖及其伴随的高血压需采取综合措施，包括生活方式干预、药物，甚至代谢性手术，其最终目标是保护血管健康，降低死亡发生风险。

误区
29

月经紊乱与肥胖没什么关系

【解析】

这种观点是错误的。肥胖与月经紊乱的关系在临床上已经得到了验证，月经紊乱除了与女性日常生活习惯有关外，与其体重也密切相关。相关研究表明，肥胖女性月经紊乱的患病率明显高于正常体重女性。

月经周期是发生在育龄期女性的一种重复的、有规律的自然变化，这种变化涉及子宫内膜结构、功能和生殖激素分泌的改变。许多因素可影响女性月经周期，包括女性日常生活习惯、性激素变化、遗传、体重指数以及生活压力。肥胖是现代社会中常见的一种疾病，肥胖与月经紊乱、多囊卵巢综合征、生育能力下降，甚至是不孕、流产、不良妊娠结局等女性生殖疾病密切相关，进而影响女性的生活质量。据报道，肥胖女性的月经周期更不规律，月经周期更长。越来越多的证据表明，女性月经周期紊乱与乳腺癌、子宫内膜癌、心血管疾病和神经系统疾病有关。

那么，肥胖引起月经紊乱的可能机制是什么呢？目前，肥胖引起月经周期紊乱的机制尚未明确，但大部分研究表明，肥胖是造成某些激素异常的独立危险因素。在女性生理过程中，正常月经的维

持依赖下丘脑 - 垂体 - 卵巢轴的调节，而女性体重增加，体内脂肪大量堆积，会引起体内性激素分泌的异常，如促性腺激素、胰岛素、雄性激素以及性激素结合球蛋白数值的异常，从而影响内分泌轴的反馈调节，进而导致生殖功能异常。相关研究表明，肥胖者适当减重有利于生殖功能的改善，对于体重超标的月经紊乱女性，减重是当务之急。肥胖女性应合理控制饮食并配合运动，使体重下降，减少葡萄糖的摄入，以免产生更多的胰岛素，提高胰岛素敏感性，降低体内雄激素水平，进而改善月经失调，甚至恢复排卵，提高受精率。

值得注意的是，肥胖也会引起一些妇科疾病。肥胖女性在日常生活中应当做好预防工作，有意识地控制体重，具体措施包括改变饮食习惯、加强锻炼、获取相关的健康知识等；另外，还需改善不良的生活习惯，如减少零食和饮料的摄入，避免进食速度过快以及过量节食，保证充足的睡眠，避免久坐、贪睡等。

误区
30

肥胖的人打呼噜很正常，不用大惊小怪

【解析】

在日常生活中，打呼噜是一种常见的现象，特别是在超重或肥胖的人群中。很多人认为打呼噜与个体有关，并且认为打呼噜是十分正常的事，那么，究竟打呼噜是正常的还是一种病态呢？其实，打呼噜只是一种症状，并非疾病，但对于"胖友"来讲，应该警惕一种以打呼噜为典型症状的常见疾病——阻塞性睡眠呼吸暂停低通气综合征（obstructive sleep apnea hypo pnea syndrome，OSAHS）。

打呼噜，医学术语为"打鼾"，可以分为生理性打鼾与病理性打鼾，OASHS 是引起病理性打鼾最常见的疾病之一。它是一种慢性呼吸系统疾病，常见症状包括打鼾、张口睡觉、晨起时口干口苦、晨起头痛、白天嗜睡、夜间频繁苏醒以及睡醒后不解乏，发病率很高，特别是在超重肥胖者中。据相关研究调查，OSAHS 存在于 34% 的成年男性与 17% 的成年女性身上，在肥胖人群中，发病率甚至可达 40%～90%。由于症状有时并不明显，可仅表现为白天容易犯困，甚至无明显症状，因此许多患者并未予以重视。但是，如此长期下来，容易增大 2 型糖尿病、高血压病、高脂血症、冠心病以及中风的患病风险，应当引起重视，特别是超重肥胖且伴有上述症状者。

那么，如何判断自己是否患有 OASHS 呢？OSAHS 的确诊需要通过多导睡眠监测或使用便携式睡眠监测仪监测夜间睡眠情况，确定夜间有低通气、呼吸暂停的情况，这需要患者佩戴机器睡一晚，后期通过专业医师进行评估。但是，多导睡眠监测目前还没有在诊所以及医院大规模普及，若想筛查，可以至当地医院咨询。

最后，如何预防与治疗 OSAHS 呢？首先，需要明确是什么原因导致了疾病的发生。OSAHS 最常见的病因是肥胖，也就是说，肥胖者更容易得这个病，因为其体脂较高，颈部脂肪堆积，在夜晚睡觉时，气道容易塌陷，从而发生气道狭窄，而打鼾就是气道狭窄的表现。所以，保持健康的体重是预防与治疗 OASHS 的关键。减重可以通过饮食控制与运动管理实现，具体可以咨询医院的营养师或到减重门诊进一步就诊。另外，OSAHS 患者需要戒烟限酒。而已经确诊 OSAHS 的患者，可在专业医师评估下进行呼吸机治疗、口腔矫治器治疗以及手术治疗。一旦确诊 OSAHS，要及早进行规范治疗，因为其临床症状及长期导致的并发症是很大的健康隐患。

误区
31

肥胖的人一定有脂肪肝

【解析】

　　脂肪肝是一种常见的临床现象，已经成为继病毒性肝炎之后第二大威胁肝脏健康的消化系统疾病。目前，脂肪肝影响着全球大约30％的人口。随着国人生活水平的提高，脂肪肝的发病率也在逐年上升。常见的引起脂肪肝的原因有肥胖、高脂血症、糖尿病等代谢性疾病。新的研究发现，超过70％的脂肪肝患者存在超重或肥胖。脂肪肝与肥胖之间存在关系是众所周知的事实，然而，一些人误以为肥胖的人一定患有脂肪肝，这种观点实际上犯了以偏概全的错误。事实上，肥胖与脂肪肝之间的关系相对复杂，不能简单地建立必然的因果联系。

　　一般来说，正常人肝组织内脂质含量不超过4％。从生理上来说，人体血液中的脂肪酸会在肝脏内形成甘油三酯，但肝内并没有太多的空间用于脂质的储存。肥胖患者通常摄入的脂肪酸含量较多，因此在肝脏合成的甘油三酯也相对较多。低密度脂蛋白含量过高，就会导致在肝脏内合成的极低密度脂蛋白难以被输送到血液中。此时，甘油三酯会在肝脏内大量堆积，当肝脏中脂肪含量超过5％，即可称为脂肪肝。但是，并非所有的肥胖患者都患有脂肪肝，而是其患有脂肪肝的概率比正常人大。肥胖患者之所以发生脂肪肝，原因在于甘油三酯的合成与转运之间的平衡被打破了，若这种平衡未被打破，就不会发生脂肪肝。所以只能说，一旦体重超标，那么潜在的脂肪肝、肝损伤的危险就变大了。

　　那么，肥胖患者该如何预防脂肪肝的发生呢？因为肥胖是诱发脂肪肝的主要原因，所以，减重是治疗脂肪肝的常规有效方法，也是防止脂肪肝发生及发展的重要措施。减重的基本方法包括控制热量摄入、多运动、改正不良的生活方式，减重困难者可以联合应用减重药物。其中，不良的生活方式包括饮酒、高脂饮食、少动、作息不规律等。重度肥胖者若有代谢性手术适应证，可以在生活方式改善的基础上，并排除了手术禁忌证后，在充分知情同意下进行代谢性手术治疗，以达到减重的目标。有资料显示，肥胖患者半年内体质量减少 10% 后通常伴有血清谷氨酰转肽酶水平的下降和肝脏脂肪浸润程度的减低。但是，如果减重速度过快，即每月体质量减少 5 kg 以上，反而会诱发甚至加重脂肪肝或肝坏死。预防肥胖的措施较简单，控制饮食是重要的，同时需增加体育锻炼。此外，超声检查是诊断脂肪肝的首选方法，也是最便捷的手段。肥胖患者应定期进行肝脏超声检查，尽早发现脂肪肝，使脂肪肝能够被"早发现，早诊断，早治疗"，从而将脂肪肝对人体健康的威胁降到最低。

误区
32

肥胖与抑郁症没什么关系

【解析】

这种观点是错误的，肥胖与抑郁症关系匪浅，相辅相成。

肥胖是一种由多种因素引起的慢性代谢性疾病，以体内脂肪细胞数目及体积过度增加，体脂在身体某部位过多堆积为特征，易导致抑郁症、高血压病、2型糖尿病、冠心病、高脂血症等疾病，可严重降低患者的生活质量。抑郁症是一种以显著而持久的心境低落、思维迟缓、认知功能损害为特征的心境障碍性疾病，与肥胖相似，也会导致冠心病、2型糖尿病等重大疾病。相关研究表明，肥胖与抑郁症之间存在一种双向关系。

一方面，研究证实，肥胖可使抑郁症的发生风险增大。肥胖患者患抑郁症的风险较正常体重患者高出55％。甚至肥胖严重程度也可影响抑郁程度，重度肥胖患者抑郁评分显著高于轻、中度肥胖患者。那么，肥胖是如何引起抑郁症的呢？首先，由过度肥胖引起的身体形态变化通常会让患者产生自卑的情绪，从而产生不敢社交、不愿意社交的心理。此外，一部分人对肥胖患者潜在的歧视也会进一步导致肥胖患者焦虑、抑郁的发生。其次，一些研究表明，体内炎症的激活是肥胖及抑郁症的中枢环节。肥胖会导致慢性炎症相关信号通路的激活，而某些炎症信号通路的激活可能会进一步增大抑郁症的发生风险。最后，肥胖容易导致许多代谢性疾病的发生，如 2 型糖尿病、非酒精性脂肪肝、高脂血症等，这些疾病可能会引起大脑的改变，从而增大抑郁症的发生风险。

　　另一方面，抑郁症也是肥胖发生发展的危险因素之一。抑郁症患者发生肥胖的风险较无抑郁症患者增加了 58%。抑郁症患者的压力调节系统受损，自我调节能力下降，更容易暴饮暴食或者选择错误的食物，如甜食，以满足内心的空虚。此外，长期的心情低落也会让人越发懒散，拒绝锻炼，久坐久卧，长此以往，发生肥胖的可能性显著增大。研究发现，抑郁症导致肥胖的机制可能是神经内分泌失调。下丘脑 - 垂体 - 肾上腺轴的长期激活可导致皮质醇的过多分泌，而皮质醇会引起脂肪动员，导致向心性肥胖。此外，一些抗抑郁药物也会导致体重的增加，如 5- 羟色胺再摄取抑制剂、镇静类抗抑郁药（米氮平、曲唑酮及奈法唑酮）、三环类抗抑郁药（阿米替林）、新型抗抑郁药（维拉佐酮、沃替西汀、左旋米那普仑）等。

　　临床上，目前大多抗抑郁药物可导致体重增加，但是，减重可大大改善抑郁症的症状。一项针对因肥胖而接受代谢性手术患者的研究发现，手术 1 年后，体重减轻 77%，伴随而来的抑郁症状也相应减少了 18%。这表明体重的下降与抑郁症状的改善是密切相关的。

　　综上所述，肥胖与抑郁症之间的关系是双向的，两者之间往往存在恶性循环。探索二者之间的相关性与机制有助于预防和治疗肥胖以及减少抑郁症的发生。

误区
33

肥胖与心血管疾病没什么关系

【解析】

　　近年来，随着经济水平的快速发展及生活水平的显著提高，人们的饮食习惯也发生了巨大的变化。目前，肥胖已成为全球性问题，严重影响着人们的身体健康。同时，心血管疾病也是肆虐中国的一大"杀手"，中国心血管疾病的患病率及死亡率仍处于上升阶段，占居民疾病死亡构成的40％以上。很多人认为"心血管疾病是遗传的，并非后天形成"，所以心血管疾病的发生与肥胖无关。那么，肥胖和心血管疾病真的没有关系吗？答案是显而易见的，肥胖与心血管疾病是密切相关的。

　　肥胖是导致心脑血管疾病的重要原因。首先，肥胖者血液中的脂质含量往往比较高，过多的脂质会损伤血管内皮，并通过受损的内皮进入血管壁，沉积于血管内皮下，逐渐形成动脉粥样硬化斑块，进而引起冠心病、心肌梗死、脑梗死等心血管事件；其次，肥胖可通过引起血流动力学的改变和左心室肥大、加速动脉粥样硬化的形成，导致心律失常，增大血栓形成的风险，引起一系列的病理生理改变，进而对心血管系统造成损害；最后，肥胖可诱发心血管疾病的其他重要危险因子（如高血压病、高脂血症、糖尿病等），并协同加重心血管疾病的危险性，特别是中心型肥胖患者及青少年期就开始肥胖的患者。因此，肥胖不只是与心血管疾病的发生有关，还会增大心血管疾病的危险性。

　　肥胖患者需要通过控制相关的危险因素来减小心血管疾病的发生风险。首先，注意饮食控制，即减少高热量食品的摄入，增加粗纤维食物，少吃或不吃油炸类、富含奶油的食品，避免在炒菜时放入过多的食用油，多吃全麦食品、五谷杂粮和新鲜蔬菜水果；其次，每日盐的摄入量应小于 6 g，坚持适当的体力活动和锻炼，循序渐进地减轻体重；最后，应定期监测血压、血糖、血脂等，若确诊了心血管疾病，则应在专业医师的指导下进行相关治疗。

误区 **34**

肥胖与不孕不育没什么关系

【解析】

这种观点是错误的。越来越多的研究表明，肥胖不仅会对心血管的健康和代谢产生不利影响，还与不孕不育之间存在着密切的联系。

对女性来说，肥胖，尤其是腹部肥胖会导致胰岛素抵抗，血液循环中的胰岛素水平升高，进而对卵巢产生直接刺激作用，促进雄激素的合成及分泌。除卵巢外，肾上腺也是合成雄激素的重要场所，高水平的胰岛素也会直接对肾上腺合成及分泌雄激素产生促进作用。雄激素在卵巢内可抑制卵泡发育，造成卵巢呈多囊样形态及排卵障碍，继而导致不孕。多囊卵巢综合征是一种常见的生殖功能障碍与糖代谢异常并存的妇科内分泌疾病，而肥胖而无排卵的多囊卵巢综合征患者减重5%～10%，其卵巢排卵功能有可能会得到恢复。另外，肥胖也会改变子宫内环境，降低胚胎着床的可能性，从而增大早期流产和胚胎发育异常的风险。在进行不孕不育治疗时，肥胖还会降低体外受精的成功率，而适当减重能增大其对药物诱导排卵的敏感性。此外，肥胖还会增大妊娠期并发症的风险。

肥胖不仅会影响女性的生育能力，也会导致男性不育。首先，与正常体质量的男性相比，超重或肥胖的男性患有勃起功能障碍更为常见，且正常精子数量更少。美国的一项相关研究显示，79%的勃起功能障碍患者 BMI > 25 kg/m^2。勃起功能障碍可导致男性不育，若伴随其他疾病（如糖尿病、血脂异常和睡眠呼吸暂停），其生育能力将更加恶化。其次，脂肪组织中有一种名为"芳香化酶"的物质，它可以使雄激素转化为雌激素。肥胖者体内芳香化酶较多，产生的雌激素也增多，可导致性腺机能减退，进而影响精子的数量和质量。

人们应当充分了解肥胖对生殖功能的危害，并在日常生活中做好预防。肥胖者应改变生活方式，科学减重，减轻胰岛素抵抗，使生殖内分泌异常得到改善。减重的方法主要包括控制饮食、运动锻炼和心理支持，也就是我们常说的"管住嘴、迈开腿"。通过健康饮食和适度运动，将体重控制在正常范围内，对提高生育成功率有积极的影响。对于肥胖与不孕不育的相关问题，建议寻求专业医生的帮助。医生会制订个性化的治疗计划，帮助患者解决生育难题。

肥胖与不孕不育之间的关系是一个复杂而重要的健康议题。深刻理解肥胖如何影响生育健康，采取积极、健康的生活方式和寻求专业医疗帮助，对渴望成为父母的人来说，可显著提高怀孕成功的概率。

误区
35

肥胖与肿瘤没什么关系

【解读】

许多人认为，肿瘤与生活方式以及基因有关，与肥胖无关。其实，肿瘤是由多种因素长期共同作用而引起的，近些年许多研究陆续发现，肥胖也是肿瘤的危险因素，肥胖可以促进肿瘤的发生。

何为肿瘤？肿瘤是指局部组织细胞增生所形成的新生物，可分为良性肿瘤与恶性肿瘤，这里主要指的是恶性肿瘤。恶性肿瘤还包括癌和肉瘤，以癌最为多见。美国癌症学会发表的"2018年全球癌症统计数据"报道，2018年全球共有1810万癌症新发病例和960万癌症死亡病例，其中，我国新发病例有380.4万例，即每天有1万多人新发癌症。全球新发癌症比例排行依次为：肺癌（11.6%）、乳腺癌（11.6%）、前列腺癌（7.1%）、结肠癌（6.1%）、皮肤非黑色素瘤（5.8%）、胃癌（5.7%）、肝癌（4.7%）。肿瘤是由多种因素共同作用而形成的，包括内源性因素与外源性因素。其中，内源性因素又包括遗传因素、免疫因素、内分泌因素；外源性因素包括生活习惯、环境因素、生物因素、医源性因素等。

其次，为什么肥胖与肿瘤有关？目前，具体的发病机制尚未完全明确，比较多人接受"激素系统的改变"及"慢性炎症理论"。许多研究表明，慢性炎症会增大肿瘤的发病风险。肥胖患者体内脂肪量相对正常人高，过多的脂肪细胞会导致胰岛素抵抗、性激素紊乱，进而使乳腺癌、子宫内膜癌、前列腺癌、结肠癌、直肠癌的发病风险增大。另外，脂肪组织可产生和分泌多种促炎分子，可能引起脂肪组织局部炎症，并对其他器官造成影响，也容易导致相关的慢性炎症。在肥胖人群中发现，脂肪可创造一个氧化应激、刺激DNA 损伤、增加细胞增殖和抑制细胞凋亡的组织环境，长此以往，有可能引发某些类型的癌症。因此，肥胖并不是导致肿瘤发生的直接原因，而是通过体内复杂的反应机制，对机体产生不利影响，最终引发肿瘤。

有一篇关于超重与癌症的文章在 Cancer 期刊上发表，文中提出，所有患癌的人群中，癌症可归因于超重（文章中定义为体重指数 ≥ 25 kg/m^2）的男性癌症患者占比平均是 9.0%，其中食管癌与肾癌比例最高；癌症可归因于超重的女性癌症患者占比平均为10%，其中子宫内膜癌与食管癌比例最高。

最后，该如何预防肿瘤的发生呢？虽然肥胖是肿瘤发生的危险因素，但是，肥胖患者不必太过紧张，肿瘤的发病率总体来说还是较低的，且尽早实施相应的预防措施可以大大降低肿瘤的发病率。那么该如何做呢？

第一，保持健康的体重。减重不仅能预防癌症的发生，还能预防糖尿病及心血管疾病的发生，主要措施包括合理的饮食控制以及科学的运动锻炼。

第二，养成良好的饮食习惯及生活习惯，戒烟限酒，规律作息，多吃蔬菜、水果。

第三，保持良好的心态，放松心情，不过度焦虑。

第四，定期复查：每年体检，特别是中老年人、有肿瘤家族史的人群、肥胖者及生活在癌症高发地带的人群。

误区
36

常常感冒是因为肥胖导致的免疫力低下

【解析】

反复的上呼吸道感染可能与肥胖相关，肥胖会影响身体的免疫功能，但不是每个肥胖者都会发生免疫力低下，因此这种观点是片面的。

感冒，是最常见的上呼吸道急性病毒感染，一般病情较轻，多呈自限性，但发生率较高，鼻病毒、冠状病毒、腺病毒和呼吸道合胞病毒是感冒常见的病原体。感冒的反复发生，是因为上呼吸道病毒感染产生的免疫力是暂时的，不是持久性的。因此，感冒也是身体免疫力的一种自我调节。

肥胖已经被世界卫生组织定义为影响身体健康的慢性疾病之一，应该引起大家的重视。肥胖可引起机体组织的代谢功能紊乱，导致各种慢性疾病，给个人带来巨大的经济负担。

那么，肥胖为什么容易引起上呼吸道感染呢？可能存在以下几种原因。

第一，肥胖会影响免疫功能，可导致机体的免疫受损。既往研究显示，肥胖可导致体内的肿瘤坏死因子 - α（tumor necrosis factor- α ， TNF- α ）水平升高，而后者与抗原诱导的 T 细胞和 B

细胞增殖能力下降有关。脂肪组织分泌产生的 TNF-α 更多，而 TNF-α 会影响淋巴组织发育并诱导凋亡。可见，TNF-α 越多，机体免疫受到的损害就越大。肥胖还会损伤树突状细胞，导致该细胞的功能受损，进而抑制单核细胞被招募到病毒感染的肺部。而减重并不会直接影响淋巴细胞的总数，反而可以保护未受损的淋巴细胞，避免其进一步受损。

第二，研究显示，肥胖人群体内常有微量营养元素的缺乏，血液循环中微量元素铁、锌、镁、钙均明显低于正常。微量元素是人体内不可或缺的营养物质之一，缺乏微量元素会导致各种疾病的发生。微量元素参与机体的新陈代谢、免疫反应，维持体内正常的生理功能，保持身体正常的健康状态。肥胖可导致人体微量元素缺乏，若没有补充足够的微量元素，身体的免疫防御机制就会受损，则人体更容易遭受外界环境的刺激，进而患病。

第三，呼吸道是人体与外界直接接触的通道，也起着非常大的防御作用。肥胖引起的脂肪堆积可造成呼吸道的狭窄与阻塞。气道的脂肪浸润会破坏正常的气道结构，损害机体的防御机制，最终导致疾病的发生。而减重可以降低人体的脂肪含量，修复机体的气道结构，开放气道，清除和阻止病原微生物、灰尘进入气道，从而保护身体的正常机能。

简而言之，肥胖可造成机体脂肪的堆积以及新陈代谢的改变，损害机体的免疫防御功能，造成呼吸道结构异常、营养元素缺乏，最终导致上呼吸道感染的风险增大。因此，只有通过有效的减重降低体内脂肪的堆积，才能够拥有健康的体魄，进而有效地预防上呼吸道感染的反复发生。

误区
37

肥胖导致的脂肪肝是不可逆转的

【解析】

这种观点是不正确的，是对脂肪肝的极大误解。相关研究表明，非酒精性脂肪肝与肥胖和某些饮食习惯密切相关。因此，通过饮食、运动等生活方式干预可以逆转脂肪肝。

相关研究指出，主要病因为超重或肥胖的脂肪肝患者在大幅度减重后，其脂肪肝很可能会得到更好的控制。脂肪肝是由肝细胞内脂肪堆积过多所引起的。肝脏是脂类的合成、运转和利用的场所，并没有大量储存脂肪的功能。当肝内脂肪运转失去平衡的时候，脂肪积聚在肝细胞内，从而形成脂肪肝，当脂肪蓄积超过肝重量的5％即可称为脂肪肝。脂肪肝的发生一般不伴有相应的临床表现，因此，很多人对脂肪肝并不重视。很多患者是在完善腹部彩超检查时才发现有脂肪肝，且在得知身边的人患有脂肪肝的比例并不低后，就抱有侥幸心理，认为脂肪肝没有什么大碍，于是置之不顾。然而，尽管脂肪肝发病缓慢，但若是未进行及时、有效的治疗，也有发展为肝纤维化并最终发展为肝癌的风险，严重时会危及生命。

那么，对肥胖引起的脂肪肝要如何进行干预呢？

目前，对脂肪肝的一线及基础治疗方式是生活方式干预，通俗地说，对肥胖引起的脂肪肝最重要的缓解方式就是减重。通过饮食和运动减重可以降低肝脏的脂肪含量，进而减轻脂肪性肝炎，改善患者将来的生活质量。生活方式干预的具体措施包括：限制饮食，控制热量的摄入；坚持长期、规律、合理的运动；养成健康的生活习惯，增加日常的身体活动量，减少久坐时间，将健康的生活方式融入日常生活中。

那么，有没有能够改善脂肪肝的药物呢？目前尚未有从根本上改善脂肪肝的药物，减肥药同理，"是药三分毒"，不能依赖于药物来减重。此外，需要注意的是，快速减重并不能改善脂肪肝，反而会进一步损害肝功能。因此，减重要循序渐进，科学合理。匀速、适度地减重不仅可以使患者在外观上发生积极的变化，还能使其肝脏状况得到显著改善。

脂肪肝的根源在于不健康的生活方式，如高脂饮食、缺乏运动、饮酒、熬夜等。想要避免脂肪肝的发生或者减轻、逆转脂肪肝，只有通过养成健康的生活方式才能实现。

孕妇越胖越好，怀孕的时候不需要关注体重的增长

【解析】

这种观点是错误的，更是有害的。孕期体重的变化不仅能反映孕妇的健康状况，也有助于医生判断孕妇肚子里的宝宝是否健康成长。孕期适当地摄入一定的营养是必要的，但是，孕妇过度肥胖不仅会影响宝宝的健康，也会对母体产生危害。母亲的体重指数越大，子代的健康风险就会越大。

孕期体重管理对孕妇而言是十分重要的，应当引起重视。孕期应该根据孕妇孕前的个人体重情况制定合适的、科学的营养膳食和运动生活方式，使孕期体重合理增长。孕妇体重的合理增长可以满足母体自身的需求和宝宝的正常发育。若孕期体重太轻，则胎儿容易发育不良，营养的缺乏可导致胎儿生长受限，体重增长过慢可造成胎儿出生以后抵抗力低下。然而，在物质文明极其丰富的当代社会，大多数家庭对孕妇的管理秉持着"一人吃两人补"的观念。现在，应当重点关注的反而是孕期体重增加过快以及孕期肥胖这个问题。研究表明，73% 的孕妇体重增长超过了 WHO 标准，巨大儿的发生率高达 7% ~ 10%。孕期没有节制地大吃大喝可导致体重

过度、过快地增长，从而带来极大的健康隐患。孕期的过度肥胖会导致孕妇的营养与代谢失衡，孕期体重的快速增长会显著提高妊娠期高血压综合征、妊娠期糖尿病、产后肥胖、巨大儿、难产等并发症的发生率。

那么，孕期体重增长多少才是适宜的呢？

孕期体重的变化范围与孕妇孕前的体重指数相关。健康的准妈妈整个孕期的体重增长最好控制在 12 kg 以内。如果孕前体重已在正常范围内，则孕早期推荐体重增加 0.5～2.0 kg。在孕中晚期，孕前体重指数小于 19.8 kg/m^2 的准妈妈，推荐每周体重增加约 0.5 kg；体重指数在 19.8～26 kg/m^2 的准妈妈，推荐每周体重增加约 0.4 kg；对于体重指数大于 26 kg/m^2 的超重准妈妈，推荐每周体重增加约 0.3 kg；而对于体重指数更高的孕妇，每周建议增加 0.2 kg。总体而言，建议用"半斤八两"来控制孕期体重的增长，即在孕中期每周体重增长约为八两，孕晚期每周体重增长约为半斤。当然，也要根据每个孕妇孕前体重基数的不同进行适度的调整。

对孕妇而言，孕期体重增长的控制是十分必要的，当体重指数增长过快时，要及时调整饮食结构，适当增加运动量，将体重增长控制在合理的范围内。

快速减重可以治疗脂肪肝

【解析】

这种观点是不正确的，是减重的一个常见误区，实际上，快速减重反而会加重脂肪肝。而这种误解产生的根源在于对脂肪肝的不了解。所谓脂肪肝，即由肝细胞内脂肪过度堆积所引起的疾病，在临床上分为非酒精性脂肪性肝病和酒精性脂肪性肝病。其中，非酒精性脂肪肝和营养、代谢密切相关，而酒精性脂肪肝则为饮酒过多所致。

大多数人都知道，肥胖会引起脂肪肝，然而，值得注意的一点是，并不是只有肥胖的人才会得脂肪肝。尽管相关研究指出，脂肪肝患者 70% 都是超重或者肥胖人群，但是，其中也有一部分患者是体重指数正常的"瘦子"。尤其是近几年来，年轻女性的脂肪肝发病率快速升高，究其原因，可能与当代女性由于生活、工作压力无法按时进餐，为了保持身材节食，长期食用素食或快速减重有关。若机体长期处于饥饿状态且摄入脂肪过少，无法获得运转所必需的能量及消耗脂肪所需要的活性氧化酶，身体就会调动其他位置的脂肪、蛋白质于肝脏处转化为所需的能量，当脂肪的分解超过了肝脏的代谢能力，脂肪就会在肝脏沉积，最终导致脂肪肝。

很多人在发现脂肪肝后便开始迅速减重，其实，快速减重反而会进一步加重脂肪肝。相关研究指出，对于改善脂肪肝，快速节食减重是有害的。减重实际上是脂肪运动的过程，过度运动则会导致脂肪酸大量释放，释放的脂肪酸在肝脏沉积下来会进一步加重脂肪肝。迅速减重者大都选择不科学、不健康的方式来减重，甚至有很多人选择节食甚至口服"减肥药"，拿健康作赌注。这些快速减重者中十有八九会反弹，并且反弹后体重会比减重前更重，从而陷入减重的恶性循环。此外，快速减重期间营养素摄入减少，特别是蛋白质摄入减少，可引发贫血；碳水化合物摄入减少会导致低血糖；同时，减重期间无机盐和微量元素流失增多，长此以往会发生电解质紊乱。脱发、记忆力减退、饥饿感、疲劳、免疫力下降都是快速减重常见的不良反应，这些症状的发生将严重影响正常的工作和生活，因此，快速减重不利于身体健康及体重的长期维持。减重贵在坚持，减重过快并不是一件好事，相关研究表明，减重速度以每个月减少 1% ~ 2% 为宜，可将减重周期设置为 3 个月，减重目标设置为 5% 即可。

减重过程应当循序渐进，通过合理的饮食控制加上积极运动来逆转脂肪肝，不可追求快速减重，应该认识到营养不良、过度节食也是脂肪肝形成的原因之一。尤其是脂肪肝患者，更应该理解过快减重所带来的害处。总之，减重不能急于一时，它是一个长期、持续改善生活方式，并将这些良好的饮食、运动习惯融入生活的过程。

肥胖是喝饮料喝出来的

【解析】

在日常生活中，饮料深受年轻人的喜爱，有些人甚至将饮料当作日常补充水分的饮品。许多人都知道，过量摄入饮料会"发胖"，因此认为饮料就是导致"发胖"的罪魁祸首，如果戒掉饮料，一定能很快就瘦下来。其实，这种观点并不完全正确，饮料会导致体重增加，但肥胖并不能完全归因于饮料的摄入。

首先，饮料的确会引起"发胖"，饮料中含有大量的糖分，大多数饮品的含糖率在8%～11%，有的甚至更高。也就是说，每份500 mL的饮料中，含有40～55 g的糖，而《中国居民膳食指南2016版》中建议，每日摄糖量不超过5 g，仅一瓶饮料就可达到这个数量。

过量摄入饮料会对身体造成很大程度的伤害。《中国膳食指南科学研究报告（2021年）》指出，过量摄入添加糖、含糖饮料可增大龋齿的发病风险，同时，会增大成人2型糖尿病的发病风险，还会增大儿童、成年人肥胖或体重增加的风险。相关研究显示，每日多喝一份250 mL的含糖饮料会使2型糖尿病的发病率增加

18%。另外，一项纳入 21 万人的荟萃分析结果显示，每天多喝一份 335 ～ 350 mL 的含糖饮料，可使儿童的体重指数（BMI）在 1 年内增加 0.03 kg/m^2，成人体重 4 年内增加 2.01 kg。

其次，为何不能将肥胖完全归因于喝饮料呢？相信很多人有同样的经历：明明已经不喝饮料了或者已经相对以前少喝许多，可体重仍然保持不变，甚至持续增长。这是为什么呢？这得从什么因素可以导致体重增加说起。

体重增加最常见的原因是能量摄入过多或消耗过少。如果不喝饮料也瘦不下来，则需要想想自己这一天进食了什么东西。平时不控制饮食、过多摄入零食等，可导致摄取过多的能量，能量一旦过剩，就会在体内转化成脂肪，储存在体内，加上缺乏运动及锻炼，能量消耗过少，则体重增加。因此，认为肥胖完全由喝饮料引起是一种以偏概全的观念。

最后，减重期间能喝饮料吗？尽量不喝，特别是含糖量较高的饮料，可使人不知不觉中摄取大量的糖分。如果平时不喜喝白开水，可以用其他无糖饮品替代，如茶、无糖咖啡等。饮茶有助于降低心血管疾病、糖尿病的发生率及死亡率，也有一定的提神和降血压的作用。咖啡不仅有提神、消除疲劳的作用，适当饮用咖啡还可降低 2 型糖尿病、心血管疾病、帕金森病和痴呆的风险。因此，适当饮用茶和无糖咖啡或许是个不错的选择。

综上所述，若想实现有效减重，不仅需要戒掉饮料，更重要的是应严格控制平时的饮食，减少能量的摄取，此外，还需要加强运动，增加能量的消耗。

误区 41

减重时最好不沾荤，吃素最好

【解析】

　　这种观点是错误的。长期素食易造成优质蛋白质缺乏。优质蛋白质是人体生长发育、更新和修复组织细胞最重要的原料，是维持生命的基础。蛋白质也是肌肉的主要成分，对保持正常的非脂肪体重具有重要的作用。良好的肌肉质量和数量是维护正常基础代谢率和能量平衡的基础。此外，纯素食较难长期坚持，一旦失败，更易导致体重反弹；蛋白质消化速度较慢，饱腹感较强，在代谢时的热效应最高，有助于消耗能量，且荤素搭配也更容易长期坚持。

　　很多人认为"吃肉容易长胖，吃素有益健康"。小刘也不例外，在被诊断为高血压之后，小刘被医生勒令必须减重。于是，他痛下决心，几乎过上了"苦行僧"的生活，只食素菜，不沾荤食，忍痛割舍了海鲜、鱼虾、猪肉等美味。但两个月过去了，他的体重纹丝不动，这令他困惑不已。

　　生活中，像小刘这样的例子不胜枚举。近年来，吃素的饮食风尚逐渐风靡，尤其是许多肥胖者，希望借助素食来达到减重的目的。但是，目前大部分素食人群都缺乏专业指导，饮食方法并不科学，长此以往，不仅减重效果差，还容易对健康产生负面影响。

首先，由于素食的自然风味本身较为寡淡，因此，很多人为了增加风味烹饪时会添加大量的油、糖、盐和其他调味品，他们觉得吃了素食就无须注意烹饪方式了。殊不知，这种浓油、酱咸的素食自带高热量，不但不利于减重，反而会让人发胖。

其次，因为素食者不吃荤食，所以其胃排空速度较快，饱腹感无法维持很久，即不禁饿。为了增加饱腹感，他们可能会相应地进食大量的主食，特别是精白米面。精白米面所含的大量碳水化合物会刺激胰岛素大量分泌，促进脂肪合成，过多的碳水化合物会转化为脂肪堆积在体内。

在素食中，除了大豆类含有丰富的蛋白质外，其他食物中的蛋白质含量均较少，且营养价值较低，不易被人体消化吸收和利用。长期素食易造成优质蛋白质缺乏。优质蛋白质是人体生长发育、更新和修复组织细胞最重要的原料，是维持生命的基础。蛋白质也是肌肉的主要成分，对保持正常的非脂肪体重具有重要的作用。良好的肌肉质量和数量是维护正常的基础代谢率和能量平衡的基础。此外，蛋白质的消化速度较慢，饱腹感较强，更容易坚持。此外，蛋白质消化速度较慢，饱腹感较强，在代谢时的热效应最高，有助于消耗能量，且荤素搭配也更容易长期坚持。

长期素食还容易导致 B 族维生素及铁、锌等矿物质缺乏。总之，虽然素食具有膳食纤维高、脂肪较少等优点，对防治心血管疾病、肥胖等疾病具有不可辩驳的优势，但是，纯素食终归不是一种营养全面的平衡膳食，因此，不建议普通人群长期进行全素饮食。

建议按照《中国居民膳食指南》的推荐，成人每天平均摄入水产类 40 ～ 75 g、畜禽肉 40 ～ 75 g、蛋类 40 ～ 50 g；优先选择油脂和热量含量较低的"白肉"，即鱼虾肉、鸡肉等，减少猪肉、牛肉、羊肉等红肉的摄入，避免摄入猪皮、鸡鸭皮以及肥肉；不吃香肠、火腿、腌肉、烟熏肉等加工肉制品；此外，还需注意科学的烹调方式，烹调方式多采用蒸、烩、白灼、煮、焖、凉拌等，减少过多油脂的摄入。

　　综上所述，减重饮食绝不是越素越好。多样化、均衡、全面、合理搭配的平衡膳食才是"王道"。

误区
42

不吃主食就能减重

【解析】

在临床工作中，我们常常会听到肥胖患者自信地说："我现在几乎不吃米饭面条了。""我主食吃得很少。"甚至很多患者把戒断主食当成防治肥胖、糖尿病、高脂血症等慢性代谢性疾病的"法宝"。不知从何时起，主食已被过度妖魔化，被打入减重饮食的禁忌之列。那么，主食真的是导致肥胖和代谢性疾病的罪魁祸首吗？

顾名思义，主食，即主要的食物，与副食相对应。主食是指组成当地居民主要能量来源的食物。主食是碳水化合物，特别是淀粉的主要摄入来源。自古以来，中国居民有"五谷为养"的传统，以淀粉为主要成分的米饭、面食、玉米、粗杂粮等谷物，以及土豆、红薯等块茎类食物是中国居民餐桌上的主要食物。众所周知，20世纪80年代以前，中国居民肥胖和代谢疾病的发病率处于较低水平，然而，随着社会的发展，人们的物质生活水平日益提高，餐桌上的食品种类不断丰富，主食的地位便被逐步弱化，肥胖的发病率却节节攀升，这一事实使得我们很难将如今肥胖症高发的现象归咎于主食。

企图通过不吃主食来减重的做法不仅是非常错误的，还会带来重重危害。首先，摄入碳水化合物过少，葡萄糖来源缺乏，机体就必然要动用脂肪和蛋白质来提供能量。体内脂肪分解增多，则酮体产生增多，严重时有发生酮症酸中毒的危险。体内蛋白质过度分解则会消耗肌肉组织，导致乏力、免疫力下降，而且蛋白质分解产生的肌酐和尿素氮也会增加肝、肾的代谢负担。其次，不吃主食，势必无法获取足够的糖原、B 族维生素、矿物质，由此会产生一系列的健康隐患，如低血糖导致的大脑供氧不足、工作效率下降、情绪沮丧、脾气暴躁，月经不调、掉头发、皮肤松弛、便秘等不良反应也屡见不鲜。最后，长期不吃主食的减重饮食方案难以长期坚持，恢复正常饮食后则反弹迅速。国内外的许多研究也表明，低碳水化合物饮食的优势仅在 3～6 个月的短期干预阶段中效果较为明显，但长期来说，不吃主食的减重效果并不优于其他减重饮食方案。

那么，怎么吃主食才能健康和减重两不误呢？

第一，量要适度。建议控制全天的总能量，可以在保证膳食结构均衡的基础上适当地减少主食的摄入。碳水化合物的供给量宜占全天总能量的 40%～55%，过高或过低都将导致膳食模式不平衡。可根据自身的身高、体重、代谢指标、劳动强度及体力活动量大小确定一天主食的摄入量，一般来说，人均主食摄入量为 150～300 g 生重。

第二，质要优。减重时应减少大米饭、白面条、白馒头等精致型主食的摄入，以升糖指数低的复杂碳水化合物为主，如燕麦、荞麦、黑米、红小豆、芸豆、玉米、干豌豆等各种粗粮杂豆类，以及富含膳食纤维的薯类，如红薯、南瓜等。

只要控制好主食的质和量，含有优质碳水化合物的均衡膳食也是很好的减重膳食，能够长期坚持而无损健康。

误区
43

水果是健康食品，肥胖者可以敞开吃

【解析】

水果中富含人体每日所需的维生素、矿物质、膳食纤维等营养元素，是人们日常的平衡膳食中必不可少的组成部分。水果在很多人的眼里是低热量的健康食品，受到了减重人群的青睐，甚至有一些肥胖患者认为水果可以敞开肚皮吃。这样的方法到底可取吗？答案显然是否定的。

水果虽好，但是如果吃的方法不对，也可能导致越减越肥，甚至在肥胖的同时还患上营养不良，"赔了夫人又折兵"。

肥胖人群吃水果，要避开以下几个雷区。

第一，没有节制地吃。很多肥胖患者认为水果的热量比较低，所以对其放松了警惕，对摄入量不加控制。其实，即使是热量相对较低的水果，如果摄入过量，积少成多，也容易导致全天总热量超标。而且，水果含有丰富的糖分，过量的糖分在体内容易转化为脂肪，进而导致体重上升。

第二，用水果代餐。有一些肥胖者会采取"水果代餐减重法""只吃水果不吃饭"的极端方法来减重。水果中缺乏脂肪酸、优质蛋白质、维生素 B_{12}、铁、锌、钙等重要营养元素，如果一日三餐都用水果代餐，长此以往，极易发生营养不均衡，进而引发骨质疏松、贫血、免疫力下降、脱发、记忆力衰退、皮肤松弛、月经不规则等健康问题。

第三，选择了不合适的水果种类。选择什么样的水果也是有讲究的，有些水果热量之高并不亚于米饭等食物，如榴莲、牛油果、椰肉、冬枣、香蕉、菠萝蜜等都属于高热量水果。减重人群应避免或减少食用高热量水果。

第四，将水果榨汁喝。将水果榨成汁饮用，很容易在不知不觉中摄入超标的热量，因为水果自身的膳食纤维几乎被破坏殆尽，饱腹感下降，再加上果汁酸甜的口感，很容易让人"贪杯"。而且，水果被榨成果汁后，其中的膳食纤维和维生素损失了大部分，几乎成了一杯只含有糖分的"糖水"，所以果汁容易造成血糖快速升高，胰岛素大量分泌，且营养价值不可与鲜果同日而语。

水果虽好，食用方法仍有讲究。吃水果的正确打开方式应该是，用新鲜水果代替饼干、甜点等高热量零食，这才有助于减重。建议按照《中国居民膳食指南》的推荐，成人每天摄入水果200～350 g，优先选择柚子、草莓、圣女果、黄瓜、樱桃、蓝莓、桃子、李子等低糖分低热量的水果，避免食用水果干和果汁。吃水果的时机也需注意，不要在正餐饭后立即食用水果，应在两餐之间作为加餐或点心食用。另外，别忘了将摄入的水果计算入全天的总热量中，以免超标。

误区 44

多喝汤汤水水容易瘦

【解析】

在大部分中国人的餐桌上，汤是必备的佳肴，其味道鲜美，被很多人认为是补充营养的首选。甚至在很多肥胖者眼里，汤主要是水分，热量低，常常只喝汤，不吃肉，认为如此一来不仅可以品尝汤的鲜美，还有助于增加饱腹感，是减重的良方。其实，这种方法是非常不可取的。

首先，汤并不像大家想的那么有营养。汤里所含营养素的种类和含量很少，研究显示，肉汤中的蛋白质成分主要在肉中。瘦肉本身含有约15%以上的蛋白质，而肉汤中的蛋白质含量不超过2%，即使汤里溶出了一部分白蛋白、球蛋白和氨基酸，其含量依旧是微乎其微。例如，鸡汤中95%的物质都是水分，缺少许多必要的营养元素，如钙、铁、锌、维生素A、B族维生素。其次，汤的热量其实一点都不低，在长时间的炖煮过程中，脂肪和嘌呤会大量溶解到汤中。经常大量喝肉汤，会摄入过多的脂肪、嘌呤，从而导致热量超标。过多的热量在体内堆积，容易诱发血脂异常、痛风等代谢性疾病，甚至导致肥胖者"越减越肥"。最后，熬汤一般会多放盐，熬汤过程中水分不断蒸发，这样一来，汤被"浓缩"

了，盐的溶度就升高了。如果经常大量喝汤，则每天摄入的盐分就会增加，进而导致高血压、缺钙，甚至是胃癌等疾病的发生风险增大。

由此看来，肉汤里最有营养的是肉，如果喝汤弃肉，无异于舍本逐末。长期大量喝汤汤水水，不仅营养摄入不全面，还会吃进去过多的脂肪、嘌呤和钠盐，对身体健康产生极大的危害。对需要减重的人来说，长期大量喝汤不仅达不到减重的效果，反而会越减越肥。

那么，爱喝汤的肥胖者应该怎么做才能健康和减重两不误呢？

第一，选择清淡少油的汤，如海带汤、蔬菜汤或者菌菇汤，避免大骨汤、鸡汤这类重油重盐的汤。如果一定要喝，也要撇去浮油后再少量食用，每餐饮用量不超过 150 mL（1 小碗）。

第二，建议喝汤也要吃"料"，要口味也要营养。汤中的营养远比不上里面的食材，所以，在喝汤时一定要吃原食材，既不浪费，还可以补充营养。

第三，喝汤的时间也有讲究。一般来说，在餐前 15 ～ 20 分钟喝汤比较适宜，可以增加饱腹感，抑制食欲，有助于控制食量。研究发现，与饭前不喝汤相比，饭前 15 分钟先喝一点低能量密度的汤，可以使这顿饭摄入的总能量减少 20%。

第四，煲汤时间不宜太长，应控制在 2 小时之内。熬煮的时间越长，越容易破坏食物中的氨基酸类物质，使汤中的嘌呤含量升高。

第五，慢速喝汤。慢速喝汤不但可以充分享受汤的味道，也能给食物的消化吸收留出充足的时间。

总而言之，汤汤水水虽然可以增加饱腹感，但只是暂时性的

"水饱"，人体很快又会感受到"饿意"，治标不治本。汤汤水水不仅不是肥胖人群的"助力器"，反而是减重路上的"拦路虎"。因此，多喝汤汤水水绝不是减重的良方。

误区
45

粗粮有益于减重，多多益善

【解析】

近年来，随着人们对健康饮食的日益关注，粗粮已经被越来越多人纳入了日常饮食中。粗粮，因为健康、营养、低脂，更是受到了很多胖友们的热力追捧，甚至认为"粗粮有益于减重，多多益善"。其实，这种观点是不完全正确的。

粗粮，是相对于稻米、白面等细粮而言的一种称呼，主要包括玉米、小米、高粱、荞麦、燕麦、各种豆类等。粗粮富含维生素和矿物质，还含有大量的膳食纤维，可润肠通便，有助于排除毒素，还可以增加饱腹感，减少热量摄取。在一定程度上，粗粮有益于减重，但是，肥胖患者是不是可以不加节制地食用粗粮呢？答案显然是否定的。

粗粮虽好，但是吃的方法不对，也会导致越减越肥，甚至损害身体健康。首先，大量进食粗粮，在延缓糖和脂类吸收的同时，也在一定程度上阻碍了常量和微量元素的吸收，特别是钙、铁、锌的吸收，这对本身缺乏这些元素的肥胖者来说无异于"雪上加霜"。其次，大量进食粗粮可能会使胃肠道"不堪重负"，一次性摄入大量不溶性膳食纤维容易造成胃排空延迟，导致胃肠功能紊乱等，从而影响进食，不利于健康减重。最后，粗粮口感较差，而饱和脂肪可以起到软化纤维、改善口感的作用，所以，生产商们通常会加入含大量饱和脂肪的氢化植物油或黄油、牛油等动物油脂，使高纤维食品的口感变得更好。这些油脂成分不仅会降低粗粮食品的营养价值，还会成为减重路上的"绊脚石"。

因此，粗粮并非多多益善，科学的做法是正确辨别，取之有度，粗细搭配。这样既能发挥粗粮的减重功效，又能避免粗粮进食过多引起的不良反应。

首先，学会挑粗粮。现在，市场上打着粗粮旗号的食品琳琅满目，如各种速溶麦片、杂粮粉、全麦面包等，但是，其中很多都经过了精加工，含有大量糊精，比淀粉更容易消化吸收，并不利于减重。因此，在挑选粗粮制成品时要细看配料表，是否有特殊"加料"，如氢化植物油、植物奶油、人造奶油等含有反式脂肪酸的油脂，或者椰子油等含有大量饱和脂肪酸的植物油。

其次，取之有度，烹调合理。《中国居民膳食指南（2022）》建议，健康人每天可摄入 50～150 g 的全谷物和杂豆类，具体食用量最好因人而异。例如，肠胃不好的老人和儿童、身体虚弱者、肠胃术后患者等特殊人群就要适当少吃一些粗粮。所以，粗粮也要因人而异，不能为了追求减重而过多地食用粗粮。另外，每种粗粮都有自己独特的香味，烹调时无须加入太多的糖、油等调料，蒸、煮等简单烹调反而最健康。需要注意的是，红豆、绿豆等粗粮用高压锅烹调更有利于保护其抗氧化成分。

最后，粗细搭配，粗粮细吃。古语有云："五谷为养。"意思是粗粮和细粮均有丰富的营养元素，粗细搭配更为健康。北方人喜欢面食，可以在馒头中加入自制的红豆沙，做煎饼时加些玉米粉、绿豆粉或全麦粉；南方人喜欢吃米饭，可以加些小米、燕麦片、玉米，煮粥时加入糙米和燕麦片。这样既能增加粗粮的摄入量，又能丰富口感。

综上所述，只有科学地进食粗粮，合理摄取，避免过犹不及，才能充分发挥粗粮的作用，为减重的道路披荆斩棘。

减重饮食就是忍饥挨饿，摄入热量越少越好

【解析】

不知道从什么时候开始，"要想减重成功，哪有不挨饿的"几乎成为了一条全民共识。胖友小美也不例外，她奉行饥饿疗法，刚开始还有点效果，结果节食不出 3 天便遭到脂肪的疯狂报复，越减越肥。这让她苦恼不已，一边努力减重，吃尽苦头，一边体重不降反增。

生活中，像小美这样的例子比比皆是。近年来，"过午不食""减重的人没有资格吃晚餐""严格戒糖、戒零食是减重第一步"等"清规戒律"大行其道。那么，忍饥挨饿真能让减重大业取得胜利吗？小美的例子已经告诉我们，答案是否定的。忍饥挨饿这种减重方式并不科学，长此以往必定事与愿违，不仅减重效果差，还会危害身体健康。

首先，饥饿是机体的一种保护性反应。饥饿的时候，机体会先消耗体内储备的糖原，以此维持正常的血糖水平；在糖原耗尽后，机体就会出现低血糖反应，如心慌、手抖、出冷汗等症状。如果长期处于饥饿状态，机体会在短期内大量动用脂肪，就容易引发酮症酸中毒，对身体健康造成更大的危害。其次，过度节食会导致营

养不良，甚至诱发疾病，如贫血、免疫力下降、精力不集中、记忆力变差、焦虑、抑郁、厌食症等，严重者可危及生命。另外，忍饥挨饿只是减少能量的摄入，并没有增加消耗，故减重效果会大打折扣，而且肌肉萎缩，外形更加不匀称、健美。

那么，肥胖患者减重既然不用忍饥挨饿，是不是可以想吃就吃呢？当然，想减重总得有付出，不是躺着就能瘦。控制饮食在减重的道路上尤其关键，但并不是摄入的热量越低越好，只有科学地控制饮食，才能事半功倍。

首先，控制总热量。《中国居民膳食指南（2022）》对一个健康成年人每天各类食物的摄入有着明确的推荐量：谷薯类为250～400 g，蔬菜类为300～500 g，水果类300～500 g，鱼、禽、肉、蛋类为120～200 g，大豆及坚果类为25～35 g，而油的摄入量不超过30 g，盐的摄入量不超过5 g。若遵循这样的推荐量，则热量一般是不会超标的。

其次，营养均衡全面。减重饮食的基本原则是遵循膳食平衡金字塔，同时做到低脂肪以及多吃蔬菜、水果。肥胖的本质其实是一种营养不良，肥胖者往往处于宏量营养元素过剩而微量营养元素缺乏的矛盾状态。研究表明，肥胖患者体内的维生素 E、维生素 B_1、维生素 D、铁、锌等水平均低于正常体重者。事实上，膳食纤维、钙、锌、维生素 D、优质蛋白质等营养元素有助于减重。因此，建议肥胖者在平衡膳食的基础上适当增加这些营养元素的摄入。

最后，吃动平衡。在控制、减少能量摄入的基础上进行运动对减重者来说是十分重要的。运动不仅可以消耗脂肪，提高机体的新陈代谢，还能强壮肌肉，防止肌肉组织丢失，从而提高减重饮食的效果，同时也能有效避免过度控制饮食所引起的不良反应。

总之，控制饮食并不意味着过"苦行僧"的生活，只要科学地控制总热量，保证营养均衡全面，吃动平衡，就能既享受美味，又达到减重的目的。

误区 47

"零卡"饮料有利于减重

【解析】

近年来，人们对健康与营养的关注日益增加。虽然人们越来越关注到糖所带来的健康威胁，但是还是很难拒绝甜味的诱惑。减糖正在成为许多消费者的主要饮食需求。面对政策压力和市场需求，食品饮料行业近几年开始采取行动，很多品牌推出了使用人工甜味剂的低糖和无糖产品，如"零度可乐""无糖可乐"等。人工甜味剂的发明，似乎打破了"美味"和"健康"不能兼得的魔咒。

人工甜味剂被称为非营养性甜味剂，也称为代糖，是一种"不含热量的糖"。随着人工甜味剂的广泛使用，关于其是否真的有益也在学术界和媒体报道中被不断讨论。代糖真的利于健康吗？《美国居民膳食指南（2020—2025）》指出，代糖可能是短期减重的有用工具，但其作为长期体重管理策略的有效性受到质疑。

人工甜味剂被创造出来的目的，是希望可以帮助肥胖人群减少热量的摄入。食品行业中使用较广泛的人工甜味剂包括阿斯巴甜、三聚蔗糖、木糖醇等。它们的甜度很高，一般是单糖的 80 ～ 700 倍。这就意味着，只需要很小剂量的人工甜味剂就足够保证食物的甜度。

研究表明，对一些人来说，用无热量的甜味剂代替传统的糖确实有助于避免体重增加。但也有证据表明，代糖反而会促使体重上升，因其会对人体的激素、血糖、新陈代谢等方面产生影响，并诱发相关的疾病。

究其原因，首先，甜味剂不提供热量，身体没有获得能量就仍会饥饿，那么就要靠进食补充，代糖食品摄入越多，进食欲望就会越强烈，渴求更多的其他高热量食物。其次，代糖食品通常大肆宣传"没有热量""0 卡"，则消费者饮用这些饮料就不会像喝了高热量的含糖饮料那样有负罪感，在没有心理负担的情况下就容易吃进去更多东西。最后，甜味剂的甜度比传统的糖要高出许多，可使我们的大脑接受到强烈的刺激信号，虽然没有摄入糖分，却命令身体分泌出对应的激素，导致体内的激素，尤其是与糖代谢相关的激素发生代谢功能紊乱，可使 2 型糖尿病的发病风险增大。此外，有研究指出，人工甜味剂会扰乱肠道菌群，进而引发消化腺功能紊乱。这可能是人工甜味剂导致糖尿病发病风险增大的生理机制。

总之，人工甜味剂对减重而言并不是万能工具，绝不能因为它们没有热量，就想当然地认为其对健康没有任何影响而毫无节制地摄入。

误区
48

高蛋白饮食减重效果好，肥胖者可以敞开吃

【解析】

随着人们生活水平的提高，高蛋白饮食逐渐走进大众视野。高蛋白饮食能通过增加肥胖者的饱腹感来发挥减重作用，还能改善机体的胰岛素敏感性和炎症反应。但是，高蛋白饮食可以毫无顾忌地吃吗？答案当然是否定的。

首先，要弄清楚高蛋白饮食的定义。《中国超重／肥胖医学营养治疗指南》将高蛋白饮食定义为：蛋白质的供给量占供能比 20% 以上或 1.5 g/kg 以上。

其次，高蛋白饮食中蛋白质的来源与质量不同，其在人体内的作用也不尽相同。高蛋白饮食能对菌群多样性产生影响，进而调节肠道黏膜的免疫功能。富含动物蛋白的饮食，通常也含有较多的胆固醇和饱和脂肪酸。动物蛋白可引起短链脂肪酸减少、内毒素增多以及氧化三甲胺水平升高，可进一步增加动脉粥样硬化和结肠癌的患病风险。植物蛋白能够增加双歧杆菌和乳杆菌属的细菌数目，使短链脂肪酸增加，增强肠道的屏障功能，减少炎症反应的发生。尽管高蛋白饮食可以发挥有效的减重作用，但也有可能增加心血管疾病和结肠癌的患病风险。

再次，从理论上讲，高蛋白饮食可能引起肾小球内高压，使肾小球滤过率增加，从而加重肾脏负担。对于肾功能不全的患者，高蛋白饮食会加速肾功能下降的进展。

最后，减少总能量摄入，增加能量消耗，保持能量负衡是减重治疗的总原则。肥胖的发生、进展与生活行为习惯密切相关。摄入高蛋白饮食的时间点也尤为重要。晚上睡觉时人体器官处于休息的状态，经常吃夜宵，且包括大量高蛋白食物，就会导致胃酸分泌紊乱，钙磷吸收异常，睡眠节律改变，血脂增高，内脏脂肪堆积，进而增加冠心病及动脉粥样硬化的发病风险。

总之，通过限制主食摄入，使用高蛋白、高膳食纤维的食物来取代两餐中的主食，达到碳水化合物供能比 20%～25%，蛋白质供能比 30%～35%，脂肪供能比 45%～50% 的高蛋白、低碳水化合物饮食结构，应在总热量不变的前提下，逐渐过渡至碳水化合物供能比 50%～55%，蛋白质供能比 20%～25%，脂肪供能比 20%～30% 的合理膳食结构。所以，不管是正常人还是肥胖者，都不能敞开肚皮吃高蛋白食物。

误区
49

低脂饮食有助于减重，脂肪摄入越少越好

【解析】

　　这种观点是错误的。脂肪并非一无是处，也不是摄入越少越好。

　　一说到脂肪，人们总会将其与心脑血管疾病、动脉粥样硬化等联系在一起。特别是减重人群，更将脂肪视为大敌，对脂肪避之唯恐不及，因此也对各种低脂肪食品青睐有加。市面上各种以"低脂"作为卖点的食品比比皆是，如低脂酸奶、低脂饮料、低脂牛奶等。"低脂饮食有助于减重，脂肪摄入越少越好"是减重人群根深蒂固的错误观念之一。所谓的"低脂饮食"，即每日总脂肪的摄入量小于等于总能量的30％。脂肪分为饱和脂肪酸和不饱和脂肪酸。饱和脂肪酸多来自动物性脂肪，如猪油等（鱼油除外），摄入过多可引起血清胆固醇增高，进而导致动脉粥样硬化。但是，健康的脂肪（如橄榄油、深海鱼、坚果）含有更高的不饱和脂肪酸，不仅不会引起胆固醇增高，还能帮助胆固醇的转运，有降低血清胆固醇、防止心脑血管疾病的作用。适当摄入脂肪还有利于减重，因为脂肪的升糖指数低、消化所需时间长，同样质量的脂肪能提供的热量也比蛋白质多，摄入一定量的脂肪会让人产生饱

腹感，不会经常觉得饥肠辘辘，反而有利于控制总能量的摄入，帮助减重。

合理摄入脂肪，需要从质和量两个方面来把握。先做到"量"化而行，再以"质"取胜。这样才能既吃得美味、吃得健康，又能控制体重。首先，从量的方面讲，对减重人群来说，最重要的是控制总热量的摄入。脂肪、蛋白质、碳水化合物都是提供能量的营养元素，减重讲究的是"三大产能营养元素的合理搭配"，使整体的热量摄入低于消耗。《中国超重／肥胖症医学营养治疗指南》推荐，肥胖患者营养治疗中的三大营养元素分配原则一般为：蛋白质占总能量的 25％，脂肪为 15％～ 20％，碳水化合物为 55％。建议将膳食中的饱和脂肪酸占比减少到低于总热量的 10％，最好能将其替换为不饱和脂肪酸。其次，需要关注"质"的概念，即脂肪应该从哪里获取才更加科学、健康。《中国居民膳食指南（2022）》推荐，优先选择含有较多的不饱和脂肪酸 [富含二十碳五烯酸（eicosapentaenoic acid，EPA）和二十二碳六烯酸（docosahexaenoic acid，DHA）] 的鱼类。在减重的过程中，日常膳食中的脂肪来源应该尽量选择含不饱和脂肪酸较多的植物油，如橄榄油、花生油，避免摄取含较多饱和脂肪酸的动物油，如猪油、牛油，以及植物油中的棕榈油、椰子油。此外，值得一提的是，市面上充斥着各种以"低脂"为卖点的食品，但细看它们的食品成分标签，这些"低脂"食品的含糖量大都很高，且含有很多增稠剂、着色剂等食品添加剂。过多地摄入这些食品反而不利于减重，应尽量避免。

减重期间，要想减少总热量的摄入，势必要减少食量，则无机盐和维生素的摄入也会相应减少。这时如果完全不摄入或者摄入过少的脂肪，势必会影响脂溶性维生素的吸收和利用，久而久之极易发生营养不良，不利于维持人体的正常代谢。

综上所述，脂肪并不是一无是处，也不是摄入越少越好。即使是减重期间，也应当适量摄入"健康脂肪"，合理搭配膳食，科学减重。

坚果等"健康"零食有益，肥胖者多吃无妨

【解析】

坚果虽然营养美味，但也不能想当然地多吃。只有科学地食用坚果，控制坚果的摄入量，方能享受坚果带来的美味与健康。

坚果营养丰富，美味可口，不仅可以在茶余饭后、看剧聊天时食用，还可以佐餐助酒，深受男女老少的喜爱。常见的坚果有花生、瓜子、山核桃、榛子、松仁、腰果、开心果等。坚果具有丰富的营养成分，如不饱和脂肪酸、矿物质、维生素 E 和 B 族维生素，不失为健康零食的选择，甚至很多胖友认为坚果等"健康零食"有益，多吃无妨。

那么，肥胖患者真的可以多吃坚果吗？真相并非如此。

首先，坚果是高热量食物。100 g 大米产生热量 400 千卡，100 g 猪肉产生热量 395 千卡，而 100 g 核桃可产生热量 627 千卡。由此可见，100 g 核桃的热量远高于同重量的大米和猪肉。由于坚果的热量较高，口味又好，因此特别容易在不知不觉中超量食用，从而导致热量过剩，反而对健康不利。

其次，坚果体积虽小，脂肪含量却不低。从营养特点上区

分，坚果可以分成富含淀粉类和富含油脂类两种。除了栗子、莲子是淀粉含量较高外，大部分坚果都是油脂含量较高。以每100 g坚果的可食部分计：干核桃中含有热量646千卡、脂类58.8 g；炒杏仁中含有热量618千卡、脂类51.0 g；炒葵花籽中含有热量615千卡、脂类53.4 g。由此可见，大多数坚果的脂肪含量达到50%左右，确实是含脂类较多的食物。虽说坚果的脂肪酸主要以不饱和脂肪酸为主，研究显示，不饱和脂肪酸（如鱼油）和维生素E具有一定的降血脂作用，但是，即使是"健康脂肪"，也不能多吃。过量食用坚果也会增大超重、肥胖的风险，进而增大肥胖相关疾病，如高血压、糖尿病、血脂异常的患病风险。

那么，肥胖人群是不是一点坚果都不能碰呢？

当然也没有这么绝对。只要食用方法正确，肥胖人群完全可以放心地食用坚果。第一，控制坚果的食用量。中国营养学会指出，适量吃坚果有助于心脏健康。具体摄入量：每人每周50～70 g（只计算果仁部分），相当于每天带壳葵花籽20～25 g（约一把半），或者花生15～20 g，或者核桃两三个，或者板栗四五个。第二，正确选择坚果，首选原味坚果。无论是五香味坚果还是蜂蜜味坚果，抑或是抹茶味坚果，这类"重口味"坚果大多高盐高糖，经常摄入反而不利于健康。不选择煎炸和过度烤制的产品，过度加工会导致坚果的营养物质流失。另外，坚果应该密封保存，放在阴凉干燥处，避免受潮和氧化。第三，食用方法多样化。坚果既可当作零食食用，也可以佐餐烹饪入菜，加入正餐中，如西芹腰果、腰果虾仁等。坚果还可以和大豆、杂粮等一起做成五谷杂粮粥或杂粮饭，作为主食食用。

综上所述，虽然坚果营养美味，但也应科学食用，并控制其摄入量，方能享受坚果带来的美味与健康。

想减重，吃代餐粉就可以了，瘦得快又方便

【解析】

近年来，国内代餐产品市场出现强劲的上升势头，市场需求规模快速增长。很多商家宣传"只要每天吃代餐粉，无须挨饿，不用运动，体重就能轻松快速地降下来"。代餐产品也因此被很多肥胖者视为成功瘦身的"希望"。那么，事实果真如此吗？

代餐食品，是指为了满足成年人控制体重期间一餐或两餐的营养需要，取代部分或全部正餐食物，专门加工配制而成的一种控制能量食品，不仅可以提供一部分必要的营养物质，还具有高纤维、易饱腹、低热量等特点。正常情况下，正常成年人一餐摄入的热量为 500 ～ 800 千卡，而代餐将摄入的能量定量标准化，一餐仅有 200 ～ 400 千卡。所以，在专业人员的正确指导下，科学地使用合格的代餐食品，确实可以达到减重的效果。《中国超重 / 肥胖医学营养治疗专家共识》也指出，如果在限制能量、平衡膳食的基础上使用营养代餐，将更有助于减轻体重。

可见，代餐食品作为控制能量摄入的手段有其存在的意义，但在使用代餐食品时，也需注意以下几个问题，避免陷入代餐减重的

盲区和误区。

首先，要选择合格的代餐食品。目前，代餐食品行业鱼龙混杂，质量良莠不齐，有些商家甚至为了追求快速瘦身而添加了违禁药品。所以，一定要小心甄别，通过正规渠道购买，挑选值得信赖的生产厂家和品牌。为了规范代餐食品市场，中国营养学会已于2020年1月1日发布并实施了我国首个用于控制体重的代餐食品团体标准，消费者可以此标准为参考来挑选代餐食品。

其次，代餐食品并不是人人都适合。代餐食品主要针对的是体重超重和肥胖人群，不建议孕妇、哺乳期妇女、婴幼儿、儿童、病人及老年人食用。所以，食用代餐食品前，要先对自身的状况进行科学评估。每个人的身体状况、营养状况和健康状况都存在个体差异，因此，需要咨询专业的医师或者营养师，选择适合自己的代餐食品。

最后，要注意避免营养不均衡。人体需要的营养元素是全面且多样化的，应该通过均衡膳食获得。市场上很多代餐粉的营养元素含量并不均衡，它们或许可以提供人体所需的部分营养成分，但也容易缺乏某些人体必需的营养元素。例如，谷物代餐粉、蔬果代餐粉往往蛋白质含量较低；奶昔类代餐产品往往维生素、矿物质很难达到摄入推荐量。食用代餐食品最大的健康隐患就是摄入的营养元素较为单一，长此以往，人体容易缺乏必需的营养元素，从而增大营养不良的风险，出现头晕乏力、掉发、精神不振、皮肤粗糙等症状，甚至引发各种疾病。所以，不建议一日三餐都食用代餐食品。若要使用较长时间，建议只替代一餐，或代替部分主食，而不是取代全部食物。每日除代餐食品之外的饮食则需要"查缺补漏"，摄入充足的全谷杂粮、蔬菜、水果和富含优质蛋白质的食物，如鸡蛋、鱼、虾、瘦肉、豆类。

　　总而言之，应辨证看待代餐食品，不能过分迷信和依赖，科学合理地将代餐食品作为减重的一种手段。毕竟，代餐食品只是正常饮食的部分替代，不能长期成为每日饮食的主角，均衡的食物才是获得充足营养的主要途径。

误区
52

肥胖者可以通过不吃早餐来减少总热量

【解析】

　　争分夺秒的早上，洗漱穿衣、赶公交、赶打卡，索性不吃早餐，既能节约时间，还能减少减重，一举两得。这是很多肥胖者的生活写照。然而，事实上，如此做法不仅伤身，且更易发胖。

　　"一日之计在于晨"，早餐在一日三餐中起着举足轻重的作用，营养丰富的早餐可以让人一整天都精力充沛。经过一夜的禁食，早晨起床时，胃内食物基本已经排空，这时候人体迫切需要通过进食早餐来补充能量，促进身体机能的恢复。所以，进食早餐对每个人来说都是必需的。

　　首先，研究表明，不吃早餐容易引起能量补偿效应。不吃早餐，没有能量的补充，午餐前的饥饿感将更加强烈，会不自觉地摄入更多能量。其次，不吃早饭会影响人体正常的昼夜节律，进而导致体重上升。饱腹感的产生受下丘脑中控制食欲的神经激素的调节。人体的激素分泌是有节律的，早上进食对饱腹感的反应更好。也就是说，早上吃饭更容易觉得饱，从而减少一天的饥饿感，并且更有利于一日的血糖调节。再次，研究表明，不吃早餐会导致肥胖人群低密度胆固醇、空腹胰岛素的显著上升，同时，胰岛素的敏感性也会受到影响，可能会对心血管健康和糖代谢平衡产生一定的不利影响。最后，也有研究表明，不吃早饭会影响情绪和认知能力。如果没有养成吃早餐的习惯，则肥胖者更容易出现血糖水平异常增高或降低的现象，长此以往，会对大脑功能造成不可逆的损伤。

另外，对肥胖患者而言，不吃早餐，胆汁分泌会受到一定的影响，更容易诱发胆道疾病。胆汁是人体不断分泌的一种物质，正常情况下，肝脏分泌的胆汁储存在胆囊中，在人体进食后即排入肠道，参与消化。如果长期不吃早餐，胆汁就会长期储存在胆囊内，造成胆盐在胆囊内结晶，并析出形成胆结石，甚至会在一定程度上影响肝功能。对正常人来说，长期不吃早餐本身就极易诱发胆道疾病，而有研究表明，肥胖患者胆结石的发生率是正常人的3～4倍，因此，肥胖患者长期不吃早餐较正常人来说更容易诱发胆道疾病。

早餐作为一日三餐之首，是控制体重和获得优质营养的好机会，应该好好把握这个机会。早餐吃得好，会让控制体重事半功倍！建议早餐至少要提供一天所需能量和营养素的30%。而且，早餐营养搭配要合理，一顿丰盛的早餐对减重也起着重要作用。营养丰盛的早餐应尽量包含谷物、优质动物蛋白质（肉类、蛋类、奶及奶制品）、蔬菜、坚果等。

综上所述，肥胖患者试图通过不吃早餐来控制总热量的摄入是不可取的。肥胖患者急于恢复到正常体态的心理是可以理解的，但是，想通过不吃早餐来减少总热量以期达到减重效果无异于缘木求鱼，甚至会适得其反。

误区
53

生酮饮食减重快，胖友可自行尝试

【解析】

近几年，生酮饮食一直是营养减重领域的热门话题。许多减重者在网上听闻生酮饮食的奇效之后，纷纷跃跃欲试，急于获得快速减重的成就感，却不知道危险也许也在靠近。

生酮饮食是一种以高脂肪、低碳水为主，适量的蛋白质和营养素补充的饮食模式。它最早是一种用于治疗癫痫的饮食疗法，目前其应用也逐渐扩大到肥胖、恶性肿瘤、2 型糖尿病、阿尔茨海默病、孤独症、多囊卵巢综合征等领域。其减重原理在于：碳水摄入不足使得肝脏、肌肉中储存的糖原水平下降，直至身体不得不开始使用储存的脂肪作为能量来源，也就是所谓的"燃烧脂肪"；脂肪被转化为中长链脂肪酸和各种酮体，代替葡萄糖来为各器官提供能量。血糖浓度降低，而血液中和尿液中的酮体水平升高，使身体处于"酮症"的状态。

虽然生酮饮食在临床上和科研上有着较为广泛的尝试，但在实际日常生活中，却是一种颇有争议的饮食模式，毕竟这是一种极端的不平衡饮食。生酮饮食法已经连续几年在《美国新闻和世界报导》（*US News and World Report*）的综合最佳饮食排行榜中排名倒数第一了。这主要是因为生酮饮食存在着几个方面的弊端：

首先，可操作性低。想要在日常生活中做到严格意义上的生酮饮食是一件非常困难的事情。因为碳水化合物在各种食物中无处不在，米饭、面条、面包、饼干、水果、牛奶、薯类、糖果等都含有相当比例的碳水化合物。对不了解各种食物成分的人来说，严格控制碳水化合物的摄入量是非常困难的。而且，生酮饮食要求每天仅能摄入 50 g 的碳水化合物，限制极其严苛，难以长期执行。

其次，具有潜在的健康隐患。从短期看，代谢模式的骤然改变会导致身体不适，包括恶心、呕吐、腹泻、便秘、疲劳、口臭、低血糖、肌肉酸痛、情绪烦躁等；从长期看，碳水化合物摄入严重不足会导致肌肉分解，肌肉含量减少，降低基础代谢率；此外，还存在骨质疏松、高脂血症、心血管疾病、月经不规则等疾病的风险。

由于长期生酮饮食可能引发上述健康问题，因此，其应用的时间不应超过 12 周。同时，生酮饮食是有明确禁忌证的，儿童、怀孕、哺乳、1 型糖尿病、妊娠期糖尿病、胰腺炎病史、活动性胆囊疾病、中重度肝功能损害、频发痛风、脂肪消化障碍、肾衰竭病史、正在感染或者体质非常差的人群和患者均禁止使用这种饮食模式。

总之，生酮饮食作为一种医学治疗方法，需要经过严格的计算、充分的评估才能启动，必须在医生和营养师的指导下实施，并且需要定期监测一些指标以跟踪代谢变化，如血糖、血脂、尿酮。所谓"福祸双生"，生酮减重法固然有其一定的治疗和减重优势，但减重者也应该清楚地了解其可能产生的危害。请勿轻易擅自盲目尝试！

误区
54

肥胖者不需要控制盐的摄入量

【解析】

民以食为天，百味盐为先。盐作为基础的调味品在日常生活中必不可少。肥胖患者需要限糖、限油，这个道理被大家所熟知。然而，限盐却往往被人们所忽视，甚至有很多人认为，肥胖患者不需要控制盐的摄入量。这显然是错误的。

首先，研究显示，盐摄入可能是超重/肥胖的独立危险因素。中国人的盐摄入量每增加1克/天，与BMI增加0.10 kg/m^2、超重/肥胖风险上升4%有关。同时，相关的动物实验研究发现，高钠可能会导致血清中瘦素升高，过高的瘦素水平会慢慢导致瘦素抵抗，从而使肥胖患者的体重进一步增加。可见，想减重就要控制食盐的摄入量。

其次，吃盐过多与肥胖对血压的影响存在叠加效应。大量的研究证实，高盐饮食是高血压的独立危险因素。肥胖患者常常合并高血压，若摄入的盐分过多，其肾脏排钠的功能减弱，肾小管对钠重吸收增强，将进一步加重水钠潴留，导致血压升高。对于肥胖合并高血压的患者，其发生心脑血管疾病等相关并发症的风险将进一步增大。

最后，高盐会刺激味觉并增强食欲，导致食物摄入过多，能量超标，不利于控制体重。

2023 年世界卫生组织发布了首个《全球减少钠摄入量报告》。该报告显示，全球平均每人每天钠摄入量为 4310 mg（相当于10.8 g 盐）。我国成年人的平均盐摄入量约 11 克 / 天，远远超过生理需求。《中国居民膳食指南（2022）》建议 11 岁以上的人群，每人每天摄入食盐不超过 5 g，比旧版指南的 6 g 更少了。

那么，肥胖患者该如何减少生活中盐的摄入呢？

第一，购买量勺，学习量化，逐渐递减。可以把平时摄入的盐用勺子量一下大约有多少克，做到心中有数，并每天逐渐减少用量；也可以把一家人一日需要的盐用量计算出来，兑水稀释后加到我们每日所吃的食物中，从源头上控制食盐的摄入。

第二，炒菜时可以增加葱、姜、蒜、辣椒、柠檬汁、醋以及其他各种香料来提色增香，以减少食盐的用量。

第三，出锅前才放盐。盐放得太早就容易融入菜里，不但会造成维生素和矿物质的大量损失，而且容易在不知不觉中加入更多的盐。

第四，应尽量减少隐形盐的摄入。很多食盐是隐藏在食品中的，如调味品（如酱油、鸡精、豆瓣酱）、腌制食品、果脯蜜饯食品、加工肉类、甜食。这些食物有的可能吃起来不咸，但其实含盐量特别高，应尽量减少食用。

第五，购买食品时别忘了看一下营养成分表，关注一下其中的钠盐含量。

总而言之，"盐"多必失，肥胖患者更需要控制盐的摄入量。如果能在日常生活中适当减少食盐的摄入，则减重将达到事半功倍的效果。

误区
55

少喝或者不喝水可以预防体重增加

【解析】

在追求理想体重的道路上，有些人认为减少水分摄入也是一种预防体重增加的有效策略。因此，他们即使在很渴的情况下，也坚持少喝水甚至不喝水。这种观点和做法是大错特错的。水是生命之源，少喝或者不喝水不仅不能预防体重增加，还会降低减重效果，甚至可能导致新的疾病出现。

水在体内有着非常重要的生理作用，人体的消化吸收、体温调节、物质代谢、血液循环、废物排泄等生理功能都离不开水。现代科学研究表明，水是减重重要的催化剂，它能促进体内脂肪代谢，促使身体更有效地燃烧卡路里。而且，喝水有助于控制食欲，降低过量进食的可能性。有时，身体会将口渴的信号误解为饥饿。水分是身体排除废物和毒素的关键。充足的水分有助于维持消化系统的正常功能。

如果水分摄入不足，则肾脏不能发挥最佳的排泄功能，这时肝脏排泄的负担也会增大，而肝脏的首要任务——储备脂肪的代谢，就会受到影响。当摄入足够多的水分时，肾脏与肝脏都能充分各司其职，则脂肪代谢就不会受到影响。并且，在缺水的状态下，人体会自发性地保留水分，这反而不利于减重。减少水分摄入并不能减少身体脂肪。体重的减轻主要来自脂肪和肌肉的减少，而非水分。少喝水可能会导致体重的暂时性减轻，但这并不是真正的减重，失去的仅仅是体内的水分，而不是身体脂肪。

　　适量饮水是减重的关键。若想取得良好的减重效果并保持身体健康，切记在节食减重时不要盲目限制饮水。当然，水分的摄入也不是多多益善，一般成年人每天的饮水量以 2000 ～ 2500 mL 为宜，每超过理想体重 13.5 kg，则需要额外增加 500 mL 的饮水量。喝水切忌等渴了再喝，应在两顿饭期间适量饮水，最好每隔一个小时补充一次水分。另外，不要暴饮，否则会加重胃肠道、心脏和肾脏的负担，对身体也有坏处。同时，补充水分尽量避免饮用高热量的饮料，可选择白开水、茶或者黑咖啡作为替代品。

　　综上所述，少喝或者不喝水并非减重的有效手段，反而会对身体健康造成危害。正确的做法是保证充足的水分摄入，结合健康的饮食和运动习惯，以实现长期、健康的减重目标。记住，水是生命之源，也是身体健康和减重成功的关键之一。

误区
56

吸烟有助于减重

【解析】

在一些人的观念中，吸烟也是一种减重的方法。然而，这是一个极其危险和错误的观点，因为吸烟"百害而无一利"。

吸烟危害健康已是众所周知的事实。吸烟可诱发多种癌症、心脑血管疾病、呼吸道疾病、消化道疾病等，是造成早亡、病残的最大病因之一。尽管吸烟有着数不清的疾病风险，但仍有烟民认为吸烟有助于减重，更有甚者为了减重而学习抽烟。之所以会有人认为吸烟可以减重，是因为烟草中的某些化学物质进入人体后会增加基础代谢率并消耗能量；同时，尼古丁能抑制食欲，再加上吸烟对血管的损伤影响了消化系统对营养物质的吸收，且长期吸烟还会使神经系统受损，影响味觉。长此以往，吸烟者会发现自己的味觉变得迟钝，无论吃什么东西似乎都是一个味道，导致食欲减退，体重自然就会有所下降。

香烟中含有大量致癌物质，其被吸入肺脏后会对肺造成伤害，引发肺癌、肺气肿等呼吸系统疾病。这些致癌物质也会随着血液循环进入身体其他器官而造成损伤。相较于可能的短期减重效果，这些健康问题更加值得重视，切不可本末倒置。

事实上，出现"戒烟会长胖"的说法，一方面是因为戒断症状的影响，当烟枪们无烟可吸，手、嘴太闲时，总会觉得嘴里缺点东西，便会不知不觉地抓起零食送进口中，而零食大多数属于高热量食品，长期摄入过多的零食必然会导致体重增加；另一方面，在开始戒烟后，戒烟者的嗅觉和味觉开始慢慢恢复，身体的各项器官功能也会慢慢得到改善，饭量渐渐增大，那么戒烟后容易长胖就不难理解了。

其实，戒烟长胖的问题是可以避免的。首先，应合理搭配饮食，均衡摄入营养，包括新鲜蔬菜、水果、优质蛋白质等，这才是长期减重的关键；其次，进行适当、合理的体育锻炼，包括有氧运动和力量训练，避免久坐，有助于燃烧卡路里，提高代谢率；再次，嘴馋时，可用黄瓜、圣女果等低糖低热量食物代替高热量零食；最后，可以适当增加刷牙的频率，除了清洁牙齿，还能帮助遏止抽烟的冲动。

综上所述，吸烟绝不是减重的良方，吸烟所导致的"变瘦"，是以呼吸系统、心血管系统、消化系统、神经系统等受损为代价的，是不可取的。正确的做法是通过健康的饮食和适度的运动来实现减重目标，同时远离吸烟，保护身体健康。选择长期的、健康的生活方式，才是保持理想体重的正确途径。

误区
57

不吃晚餐就能减重

【解析】

热播剧《三十而已》中有一个情节引起了大家的热议。在剧中，男主角体检时发现自己得了脂肪肝，妻子为了丈夫的健康，要求他断食晚餐，只喝果蔬汁，还声称"断食晚餐是全球最流行，也是最健康的生活方式"。近年来，断食晚餐的饮食风尚逐渐风靡，尤其是肥胖者，更是希望借断食晚餐的方法来达到减重的目的。那么，不吃晚餐真的能健康地减重吗？答案是否定的。

《中国居民膳食指南（2022）》建议，一般人群要按照三餐来合理分配一日的饮食。合理安排一日三餐的时间及食量是健康饮食的一个重要原则。一日三餐从能量分配上来说，早、中、晚三餐各占的比例应为 30%、40%、30%。从这个比例来看，晚餐和早餐所占的能量是一样的。而且，晚餐与次日早餐间隔十几个小时，所提供的能量应能满足晚间活动和夜间睡眠对能量的需求。所以，晚餐在一日当中也占有重要的地位。

顾名思义，断食晚餐，就是晚上不进食，这种做法对减重来说或许有短暂的效果，但是，长期不吃晚餐不仅达不到减重的效果，还会对健康产生负面影响。

首先，通过不吃晚餐来减重，体重极其容易反弹。为什么呢？因为实际上减掉的不是脂肪而是水分。水分占人体 60％ 的比重，只要身体少许脱水，体重就会下降。如果恢复正常的生活方式，重新开始吃晚餐或者饮水量增加，减少的体重很可能会全部反弹回来，甚至比减重之前更胖。其次，不吃晚餐可能会导致全天摄入热量不足，无法达到正常的基础代谢要求。身体因为缺乏必需的能量和营养，变得容易疲劳，新陈代谢也逐渐变慢。身体需要消耗的能量减少了，反而不利于减重。最后，不吃晚餐容易造成胃肠道功能节律紊乱，进而导致营养不良等后果。此外，不吃晚饭对血糖也会产生不利的影响。所以，通过不吃晚餐来减重是不科学的。

那么，肥胖人群如何科学地进食晚餐呢？

第一，晚餐要吃，但不宜吃得过饱。一般情况下，人在晚上的时候不像白天那么忙碌，晚餐时间也相对充裕。所以，晚餐容易吃得很多，甚至很容易吃撑。其实，健康的晚餐不宜吃得过多，以六七分饱为宜，吃得过饱、过多，摄入的能量超标，则易引发肥胖，进而引起其他相关疾病。

第二，晚餐不宜吃得过晚。肥胖的原因是摄入的热量多于消耗的热量，另外，与什么时候进食也大有关系。晚餐时间最好安排在晚上六七点，八点后就不要再进食了。

第三，晚餐应以清淡为主。晚餐应该少吃，但不能不吃，并且应以清淡的食物为主。一般情况下，人们晚上的活动量较少，因此能量消耗少，多余的能量会在胰岛素的作用下合成脂肪，并储存在体内，使体重逐渐增加，从而导致肥胖。所以，晚餐不宜过于丰盛、油腻，做到清淡、少油、少盐。主食可以选择富含膳食纤维的食物，如小米、薏米、荞麦、红薯等；搭配蔬菜、水果、适量的动物性食物和豆制品；多采用蒸、煮、炖、清炒等，少用炸、煎等烹调方法。

综上所述，通过不吃晚餐来减重的方法是不可取的。只有科学地分配一日三餐，正确地进食晚餐，才能做到健康和减重两不误。

植物油是好油，多吃无妨

【解析】

近年来，在全社会营养健康政策的引导和推动下，居民控油少盐的健康意识日益增强，但是，我们经常听到这样的论述："植物油是好油，所以多吃无妨。"这种想当然的说法其实是一种常见的误区，是不完全正确的。

动物油和植物油都是甘油三酯，但猪油、牛油等动物油主要由甘油与饱和脂肪酸结合而成，常温下呈固态；而大豆油、菜籽油、花生油等植物油主要由甘油与不饱和脂肪酸结合而成，常温下呈液态。研究显示，摄入过量饱和脂肪酸可促使动脉发生粥样硬化病变，而植物油含有人体所必需的多不饱和脂肪酸，如二十二碳六烯酸、二十碳五烯酸、花生四烯酸等，这些物质参与人体的日常代谢，具有保护心血管、抗动脉硬化的作用。所以，大部分情况下，植物油确实比动物油更有益于身体健康。但是，凡事都有特例，植物油也不全都是好的，如椰子油、棕榈油则含有大量的饱和脂肪，过量摄入同样会危害身体健康。而动物油也并不全是不好的，如鱼油虽是动物油，特别是深海鱼油，却含有大量的不饱和脂肪酸。另外，值得注意的是，不论哪种油，其本质都是脂肪，均属于高热量食品。1 g 脂肪产生的热量高达 9 千卡，是等量蛋白质或糖的 2.5 倍。每日摄入过量脂肪，不仅会增加体重，同时也会增大罹患脂肪肝、高脂血症、糖尿病、心脑血管疾病等慢性病的风险，对肥胖人群来说更是雪上加霜。

那么，既想要减重，又想要保护心血管，应该如何吃油呢？

首先，要控制油的摄入量。《中国居民膳食指南（2022）》推荐，人体每日从脂肪中获得的能量应在每日所需总能量的 30% 以下，成人每日食用油摄入量不超过 30 g，相当于 2 汤匙油。目前，我国居民人均每日烹调油的摄入量已达到 43.2 g，大大超过了推荐量。而肥胖人群更要注意适量吃油。

其次，除了摄入量外，还需要考虑到植物油的质和种类。不同种类的植物油所含脂肪酸的种类和比值是不同的。所以，建议家里至少备 2 种植物油，轮换食用，或直接购买多种植物油混合的调和油。在购买植物油时，尽量挑选深色瓶、小瓶装的，有利于储存。

最后，采用正确的烹调方式。在烹饪过程中，如果加热时间过长、温度过高，则植物油中单不饱和脂肪酸等有益成分会被破坏，甚至会产生反式脂肪酸等有害成分，不利于身体健康。另外，应尽量避免煎、炸、爆炒等高温烹调方法，多采用蒸、煮、煨、炖、凉拌、白灼等清淡的煮法。

总之，植物油的确有其独特的营养保健作用，但要避免过犹不及，应适量摄入，趋利避害，才能吃好油、吃对油，最好地发挥植物油的功效。

误区
59

减重要少吃有营养的食物

【解析】

在生活中，经常听到有人痛下决心，立下旗帜："我该减重了，从现在起任何有营养的我都不吃了！"如此急于减重的心情可以理解，但是对这样的措施却要坚决反对。因为这种做法犯了减重过程中的大忌，是一种常见的会造成严重后果的误区。或许有人会疑惑，难道有营养的东西不会使人发胖吗？

其实，减重过程中需要减的是摄入的多余能量，而不是减营养。真正有营养的食物是不容易让人长胖的。食物的营养元素有六大类，即碳水化合物、蛋白质、脂肪、维生素、矿物质、水。其中，引起能量过剩的主要是碳水化合物和脂肪这两类，摄入过多就有可能引起肥胖。其余的营养元素并不易导致体重增加，相反，在减重期间，维生素和矿物质的消耗量往往会有所增加，蛋白质也容易流失，经常需要额外补充。可以说，营养充足了才有"力气"减重，才有分解代谢脂肪的能力。

减重饮食的主要原则是用营养价值高的食物来取代营养价值低但能量高的食物，也就是要选择营养密度高的食物。什么叫营养密度呢？所谓营养密度，是指单位能量的食物所含某种营养元素的浓度。减重者既要避免能量过剩，又要摄入足够的营养，就必须选择营养密度高且热量低的食物，即在有限的卡路里中融入更多的蛋白质、维生素、矿物质、膳食纤维等营养成分。

营养密度高且热量低的食物主要包括各种深色蔬菜、水果、菌菇、燕麦、糙米、鸡蛋、低脂牛奶、瘦肉、鱼、虾、豆类及豆制品等。这些食物的热量相对较低，但所含的蛋白质、维生素、矿物质等营养元素却非常丰富。

而热量高但营养密度低的食物主要包括含糖饮料、饼干、薯片、油条、油饼、甜点、糖果、酒类，以及白米面等精致细粮。这类食物热量高，往往含有大量的脂肪和 / 或碳水化合物，但对健康有益的维生素、矿物质和优质蛋白质却十分缺乏，多吃极易导致发胖。日常饮食中，尤其对肥胖人群来说，应尽量避免或者减少这类食物。

总之，减重需要补充营养而不是减少营养。肥胖人群应该改变不良的饮食结构，多吃营养密度更高的食物。人体必需的营养元素，一种都不能少！成功的减重，绝不仅仅是体重秤上的数字减小了，而应是生活方式的长期改善，是使人终身受益的蜕变。

进食时间与肥胖无关

【解析】

如今，生活节奏越来越快，工作的忙碌让许多人经常无法按时吃饭，夜生活的兴起也使得晚餐越吃越晚，甚至晚餐与消夜一并解决。然而，人们并没有意识到这样做的危害，认为减重只需要"管住嘴"就万事大吉。殊不知，减重饮食除了要考虑膳食的质和量外，与进食的时间也息息相关。

为什么进食时间那么重要？这是因为身体遵循着自然的昼夜节律。这套节律系统受到两个方面的控制：一方面是身体的内在因素，如激素调节；另一方面是外在因素，如接受日光照射、饮食情况、睡 - 醒节律、运动情况等。

人的进食时间与生物钟有着密切的联系。在不恰当的时间进食，如在晚上睡前进食，就会影响到体内生物钟的自有节律，进而影响到体内的代谢平衡，导致胰岛素敏感性降低、体内慢性炎症指标上升、脂肪氧化能力减弱等一系列问题。长此以往，肥胖、糖尿病等慢性疾病的患病风险显著增大，对身体的长期健康造成严重影响。

虽然晚餐与第二天早餐间隔时间较长，但长夜漫漫，大多数时间都在睡觉，活动量少，能量消耗低。因此，如果晚餐吃得太晚，则夜间血液中的糖、脂肪就会增加，过剩的热量就会转化为脂肪堆积在体内，从而导致发胖。而晚上摄食过多还容易导致消化不良，肝脏及胃肠道的负担加重，从而影响睡眠质量。正确的做法是晚餐时间最好安排在晚上六七点，晚餐与就寝至少要间隔 4 个小时；晚餐过后，除了饮水，不宜再进食其他食物；晚餐宜七八分饱，以自我感觉不饿为度。

对进食来说，除了对的时间点外，合理的时间段也很重要。研究发现，肥胖的原因不只是热量过剩，还和全天持续进食导致代谢节律被破坏有关。限制进食时间可以增强人体的代谢适应能力，改善肥胖、胰岛素抵抗、高血脂、高血压等一系列代谢综合征。间歇性禁食可以使消化系统、胰腺等器官在一天中有充分的时间来休息，并使细胞得以清扫残余垃圾，其重要性，就如同人在劳作一天之后需要休息一样。限制进食时间的方式有很多种，最常见的有 16 ：8 断食法和 5 ：2 断食法，即将一天的进食时间控制在 8 小时内，或一周留出 2 天时间进行轻断食。

总之，晚餐不仅要吃少，还应吃早，切莫把晚餐当消夜。

进食速度与肥胖无关

【解析】

面对饕餮美食，你是狼吞虎咽抑或是细嚼慢咽呢？有些人认为，只要进食的总量固定，则摄入的总热量不变，那么，进食的速度对体重是不会产生什么影响的。其实不然，进食的快慢不是小问题，不良的习惯对肥胖者而言存在着许多健康隐患。

首先，进食速度过快容易导致肥胖。有统计数字表明，与体重正常人群相比，肥胖人群每餐的进食时间减少约 10 分钟，而这几分钟的差别将直接影响到每餐的进食量。食物进入人体后血糖会随之升高，当血糖升高到一定程度时，大脑的饱食中枢就会感知这种"程度"，也就是知道吃饱了，这时大脑会发出停止进食的信号。这个接收信号的过程大概需要 20 分钟。所以，如果进食速度过快，大脑饱食中枢信号传递就会延迟，往往会吃下过多的食物，导致营养过剩，从而引发肥胖。

其次，许多肥胖者同时合并高血糖和高胰岛素血症。如果进食速度过快，短时间内摄入大量食物，就会导致餐后血糖快速升高，快速升高的血糖又会刺激胰岛素大量释放。许多高血糖患者的胰岛功能受损，其血糖的升高与胰岛素的释放并不同步，胰岛素的大量释放总是落后于血糖的快速升高，后果是餐后血糖升高，下一餐的餐前血糖降低，出现血糖的大幅度波动。而血糖的剧烈波动容易使糖尿病患者发生心脑血管疾病等并发症。

再次，由于减重者的进食量受到了严格控制，因此，他们必须尽量从有限的食物中最大限度地获取营养。最好的办法就是细嚼慢咽。既往的研究显示，粗嚼者比细嚼者要少吸收13%的蛋白质、12%的脂肪和43%的纤维素。

最后，若进食速度过快，食物没有被充分咀嚼，不能与消化酶充分混合，就会影响消化吸收功能，增加胃肠道的负担，久而久之，就会引发胃肠道疾病。

综上所述，建议肥胖患者要做到每顿用餐时间不少于20分钟，每口食物咀嚼次数不少于20次。慢慢吃饭其实并不是指放慢吃饭的速度，延长吃饭的时间，而是增加每一口食物的咀嚼次数。细嚼慢咽，不仅能控制食欲，提供更强、更持久的饱腹感，有效帮助减重，也能使食物更易被消化吸收，使机体更好地汲取食物中的营养，还能使人在就餐时享受到进食的快乐，充分地品尝食物的风味。

误区 62

进食顺序与减重无关

【解析】

大部分人在吃饭的时候有这样的进食习惯：先动筷子吃米饭，随后就着米饭配一些鸡、鸭、牛、猪、鱼、虾等肉类，吃到快饱时随便夹几口蔬菜意思一下，最后喝两碗汤解解腻，饭后再来点水果爽爽口。但是，这种大家习以为常的进餐顺序却是十分不利于健康的，与肥胖的关系匪浅。

显然，进食顺序和肥胖的发生是密切相关的。原因在于，首先，在饥肠辘辘时摄入大量精致主食，则消化吸收的速度会很快，碳水化合物会被迅速分解为葡萄糖进入血液，升高血糖，并刺激胰腺分泌大量的胰岛素，从而导致胰岛素抵抗和体内脂肪堆积；其次，吃了主食和肉类后，此时人们的胃口已经有限，对蔬菜兴趣索然，容易导致蔬菜的摄入量不足，膳食纤维、钾、镁等一些对减重有益的饮食成分缺乏；最后，饭后喝汤和吃水果则会导致过于饱胀，摄入总热量超标以及餐后血糖升高。

所以，减重者需要调整进食顺序。既往的研究显示，正确的进餐顺序应该是：先吃蔬菜，再吃蛋白质，最后吃主食。具体的进食操作方案：先吃大半盘青菜，最好是少油水煮的青菜；随后再吃一部分富含蛋白质的食物，如鱼肉、鸡肉、鸭肉、猪瘦肉、牛瘦肉、豆制品、鸡蛋等；接着再搭配着米饭吃；另外，请勿饭后喝汤或饭后吃水果，如果要喝汤，应在餐前喝一碗清淡少油的汤，而水果则应该在两餐之间或是正餐后 2 小时食用。

别小看这个小小的改变，它会带来诸多益处。第一，空腹时进食的消化吸收效率是最高的，所以此时宜先吃热量最低的食物，蔬菜无疑是最佳选择；第二，蔬菜含有丰富的膳食纤维，先将其吃进去肚子里会大大延缓之后进食的米饭和脂肪的消化吸收速度，控制血糖的升高；第三，肉类等富含蛋白质的菜肴与米饭混合一起食用，可延缓餐后血糖上升速度；第四，先吃蔬菜和蛋白质会增加饱腹感，那么主食的摄入量自然就会减少，进而减少摄入的总热量，有助于控制体重。

用餐顺序的小小改变，并没有减少食物的摄入量，无须刻意少吃，也没有改变食物的种类，却能将减重效果最大化，不妨试试！

我喝水都会胖的，减重只是徒劳

【解析】

喝水也会胖？放心，不吃饭只喝水是不可能会胖的。因为水是没有热量的，只喝清水并不会导致体重增加。

为什么经常有人说喝水都会胖？

水约占成年人体重的 60%。人体内的水是通过肾脏调节的，呈动态平衡，也就是说，即使喝了大量的水，肾脏也会将多余的水排出去，使体内的水分保持一定的比例。所以，喝水只会导致暂时性的体重增加，多余的水分很快就会代谢出人体，并不会导致肥胖。而经常有人说自己喝水也会长胖则有以下几种可能：第一种，除喝水外，还食用了其他高热量食物，或者对日常饮食没有进行严格的控制，每天摄入过多的能量；第二种，喝的并非清水，而是将饮料当水喝，特别是一些含糖饮品，无形中增加了糖分的摄入，导致摄入的总能量增加；第三种，患有甲状腺功能减退、库欣综合征、原发性醛固酮综合征等可导致病理性肥胖的疾病。第一种情况与第二种情况是最常见的，所以，如果觉得自己喝水也会胖，就应该回想一下是否符合第一种或第二种情况；如果是，则仅需要调整自己的生活方式即可解决。如果是因为第三种情况，也就是病理性肥胖或病理性水肿，则需要到医院就诊，及时确诊并治疗原发疾病。

既然喝水不会引发肥胖，那是不是可以在短时间内通过只喝水不吃东西来达到快速减重的目的呢？首先，这样的做法可能会在短期内导致体重下降，但是，使用长时间禁食的方法减重对身体的伤害也不容忽视，具体包括以下几种危害：

（1）长时间禁食会增大低血糖的风险，低血糖的常见表现为晕厥、心慌、冒冷汗等，严重时可能会导致昏迷，甚至危及生命。

（2）长时间禁食会导致营养不均衡，使身体的抵抗力下降，同时，某些维生素及营养物质的缺乏会导致某些疾病的发生。

（3）长时间禁食会引发某些消化道疾病。

（4）长时间禁食可引起脱发以及女性月经不规律。

（5）长时间禁食后再恢复饮食，有可能出现暴饮暴食的现象，体重更容易反弹，不降反升。

所以，只喝水的长时间禁食减重方式弊大于利，是不科学、不可取的，减重还是要依靠合理地控制饮食与增加运动来实现。

还有人会问，既然喝水没有热量，那是不是可以大量喝水？水对人体来说是必需的。水可以促进人体的新陈代谢，降低尿路感染及泌尿系结石的风险。对减重者而言，水还可以增加饱腹感，有助于饮食控制。但是，饮水不宜过多，因为水是通过肾脏代谢的，所以，大量饮水势必会增加肾脏的负担，还可能引起体内渗透压改变和电解质紊乱，从而导致水中毒。因此，日常生活中应当少量多次饮水，且应以白开水为主，在一般情况下，成年男性每日推荐的饮水量为 1700 mL，成年女性每日推荐的饮水量为 1500 mL；也可通过公式计算：每日健康饮水量（L）＝体重（kg）×0.03。

综上所述，单纯喝水是不会变胖的，反之，科学地喝水对减重与维持身体健康都是有好处的。至于减重，最重要的还是饮食控制、增加运动量以及调整生活方式，只有通过科学的减重才能拥有一个健康的身体！

误区
64

瘦下去就不用运动了

【解析】

　　有些人觉得瘦下去就不用运动了，其实不然，运动是一件十分重要且需要终身坚持的事。

　　一方面，减重成功后建议至少维持当前同等的运动量以避免体重反弹。如果大幅度减少运动量，则机体会因为代谢水平降低等诸多因素而吸收和存储更多的热量，体重迅速增长，出现体重"反弹"现象。这一现象也在多项研究中得到了证实。在减重已有成效的基础上，更重要的是坚持运动。这不仅有助于维持目前的体型，也可以间接预防相关的并发症，如糖尿病、高血压病、高脂血症、脂肪肝、动脉粥样硬化，以及减小心脑血管系统突发恶性事件的风险。有学者认为，只是在很短的一段时间内进行运动锻炼对健康的意义很小，坚持长期运动才是保持身体健康的必要条件之一。因此，为了保持健康，建议制订长期、合理的运动计划，并持之以恒地执行下去。

　　另一方面，有些人虽然没有继续运动锻炼，但仍严格控制饮食。他们认为，只要减少饮食量就能保持原有体重，甚至能进一步瘦下去。当然，对于饮食和运动哪个对减重的贡献度更大，目前仍存在争议。事实上，饮食和运动就像"左膀右臂"，缺一不可。运动能提升基础代谢率，而基础代谢与体重密切相关。基础代谢率高的人即拥有所谓的"怎么吃都不胖"的体质。运动锻炼有助于肌肉含量的增加，从而提升基础代谢率。与此同时，如果一味地减少饮食及控制蛋白质的摄入，则肌肉含量势必会下降，反而会降低基础代谢率，进而导致肥胖。

长期坚持运动锻炼不仅减小了代谢性疾病的发病风险，还能提高骨骼肌强度和骨密度，对运动系统有益；另外，研究提示，长期坚持运动有助于身心保持"活力"，在维持健康体型的同时也有助于缓解压力及改善焦虑情绪，使人保持愉悦的心情。

综上所述，无论是为了维持现有体型还是为了获得长期的健康收益，即使已经瘦下来了，也要长期坚持运动锻炼。

误区
65

减重期间一点零食都不能碰

【解析】

众所周知，减重期间一定要管住嘴。提到零食，很多人想到的是薯片、饼干、巧克力、蜜饯、蛋糕等一系列常见食品。这些食品不仅热量高，还含有大量油脂、糖类、食盐以及其他食品添加剂，因此，很多人自然而然地认为所有的零食都是"洪水猛兽"，特别是在减重期间，一点零食都不能碰。其实，这种观点是错误的。

实际上，零食，通常泛指一日三餐之外所吃的食物。也就是说，只有一日三餐所吃的东西才能称为正餐食物，而在其余时间吃的食物则一律称为零食。事实上，零食种类很多，并非都一无是处，有些零食也能提供人体所需的营养元素，胖友们没必要因噎废食。

在减重期间，胖友们通常最难以忍受的就是饥饿。特别是平时食量较大的人，突然间要严格控制食物的摄入量，通常是无法忍受的。这个时候在两餐中间适当地吃一点零食，可以很好地缓解控制饮食带来的饥饿感，满足胖友们在心理和生理上的需要，缓解其紧张情绪。零食之所以会导致肥胖，大多是因为胖友们没有节制地吃零食，没有控制总热量，也没有选择相对健康的零食。有研究表明，零食与代谢性疾病（包括肥胖症、2 型糖尿病、高血压病、血脂异常、代谢综合征等）的关系取决于零食的种类、摄入量以及摄入频率。所以，只要选择相对低热量的零食，并控制好摄入量，零食也不一定是减重期间的绊脚石，反之，可增加饱腹感和愉悦感，提高减重者的生活质量。

那么，如何科学地食用零食呢？

首先，对于零食的种类，应注意尽量选择原材料零食，如水果、坚果、奶制品等；避免选择一些深加工的食品，如甜点、薯片、盐焗坚果等。其次，在控制总热量的前提下可以合理分配零食的摄入量。零食的摄入量一般不超每日总能量的 10%～15%。《中国居民膳食指南（2022）》推荐，豆类和坚果每日应该摄入 25～35 g，即坚果仁 10 g 左右。10 g 坚果仁的概念是多少呢？把自己的手张开，在半握拳的情况下放一小把即大约 10 g 坚果仁的量，如 2 个核桃或 10 个左右的巴旦木。水果则要选择含糖量不高的，如李子、樱桃、柚子、猕猴桃、苹果等；避免过多食用含糖量高的水果，如荔枝、龙眼、香蕉、榴莲等；每天摄入的水果以 200～250 g 为宜，即不超过一个拳头大小。最后，零食要在合适的时间吃，如两餐之间，一般以上午 10 点左右和下午 3—4 点为宜。

综上所述，对胖友而言，在减重期间适当吃一点零食也不是完全不可以的。只要控制零食的总摄入量，选择优质、有营养的零食以及在合适的时机食用零食，一样也能吃出健康来。

误区
66

多喝茶就可以消脂减重

【解析】

近年来，有关减重的话题越来越多，其中，多喝茶的养生减肥法流传越来越广，特别是打着"××减肥茶"旗号的更是越来越风靡。那么，多喝茶真的可以消脂减重吗？实际上，这种观点是不确切的。

茶的地位这么高，是因为茶叶富含茶多酚、茶色素、茶氨酸、咖啡碱、生物碱等多种活性成分。这些成分构成了各种茶类特有的风味品质，还赋予其多种生理功能。从医学的角度分析，茶叶中的茶多酚、茶色素、咖啡碱等活性成分能够起到降脂减重的作用，以改善代谢综合征的生理功能最为显著。现有研究结果表明，茶叶降脂减重的主要机制包括抑制脂肪合成相关酶的表达、促进脂肪酸氧化、抑制食欲、抑制营养物质的吸收等。

但是，茶叶消脂减重的作用机制确切吗？

首先，从人体的脂质代谢分析，人体的脂质代谢过程需要一系列酶的参与，茶叶是否能够同时影响几种酶的活性还有待研究；而对茶叶影响脂肪细胞的生长和增殖，并促进前脂肪细胞凋亡机制的研究还处于体外实验阶段，其在人体内是否能起到相同的作用还有待进一步研究。

其次，从茶叶的成分讲，茶叶中的多酚组分具有易氧化的特点。虽然实验证明，茶叶的多酚组分可以调节肥胖相关基因的表达，但并不针对特定的基因，而是同时影响几种基因的活性，而且其活性很不稳定。

再次，人与人之间由于生活习惯、遗传背景等的不同而存在个体差异，因此对不同茶类具有不同的适应性和选择性，这会导致茶对个人的减重效果并不统一。

最后，喝茶会刺激胃酸分泌，增强胃动力，让人产生饥饿感，从而有一种消脂解腻的错觉。有时候喝茶过多反而会导致食量增大。其实，对于通过食物摄入的能量，不论是糖类、蛋白质还是脂肪，都不会因为喝茶而消耗。

综上所述，仅靠喝茶来减少基础代谢的减肥方式是有待商榷的。喝茶是否能消脂减重目前还没有确切的结论。

误区
67

不吃肉就可以减重

【解析】

　　很多人认为肥胖是吃太多肉引起的，而高血脂是天天"大鱼大肉"吃出来的，因此在减重过程中有意地不吃肉。其实，这种认识失之偏颇。

　　那么，不吃肉，真的能减重吗？如果不是，肥胖的"元凶"究竟是什么呢？

　　众所周知，人类的三大营养元素是糖、蛋白质和脂肪。毋庸置疑，糖和脂肪是人体能量的基本来源，而蛋白质，虽然其主要功能不是给人体提供热量，但人体的生命活动都离不开蛋白质。例如，脂肪和糖类的代谢都离不开相关酶的帮助，这些酶是什么呢？其实就是蛋白质。但是，为何不吃肉也会导致体重下降呢？这是因为蛋白质摄入不足，肌肉流失，肌肉的重量和体积都下降了。一般情况下，女性肌肉约占体重的30％，男性占到40％左右。占比如此之高的肌肉哪怕流失一点，体重的改变都是很明显的。但是，这种体重的降低并不能持久，因为蛋白质不足会导致机体代谢水平降低，糖和脂肪堆积，长此以往，体脂率升高，内脏脂肪和皮下脂肪都会增加，使人看起来更胖。这也是有些人体重数值不是很大但看起来却很胖的原因，即俗称的"虚胖"。更不用说，蛋白质是构成毛发、内分泌激素、血红蛋白的重要成分，若长期摄入不足，就会引发脱发、失眠、内分泌紊乱、月经失调、高脂血症、抑郁、头晕、贫血等严重后果。

肉类是非常重要的蛋白质来源。因此，减重不吃肉是减不了"重"的。相反，吃肉还能变瘦。一定有很多人感到惊讶，吃肉怎么能变瘦呢？其实，减重的核心思想是"热量差"，即一天摄入的热量少于消耗的热量。

鸡蛋的热量为 120 千卡 /100 克，而常见肉类的热量：鸡胸肉为 127 千卡 /100 克，瘦牛肉为 125 千卡 /100 克，鸭肉为 240 千卡 /100 克，瘦猪肉为 143 千卡 /100 克，去皮鸡肉为 120 千卡 /100 克，鲜虾为 93 千卡 /100 克，鲫鱼为 108 千卡 /100 克。可见，这些常见肉类与鸡蛋比起来，热量其实是差不多的。但是，煎蛋的热量为 195 千卡 /100 克，宫保鸡丁为 236 千卡 /100 克，红烧牛腩为 332 千卡 /100 克，红烧肉为 497 千卡 /100 克，炸鸡为 260 千卡 /100 克，五花肉为 349 千卡 /100 克，培根为 200 千卡 /100 克，鸡爪为 245 千卡 /100 克，糖醋里脊为 201 千卡 /100 克，梅菜扣肉为 398 千卡 /100 克。从这些数据可以看出，即使是同样的肉类，不同的烹饪方式和部位，其所含热量也不同。就拿猪肉来说，瘦猪肉是 143 千卡 /100 克，红烧肉是 497 千卡 /100 克，梅菜扣肉是 398 千卡 /100 克，五花肉是 349 千卡 /100 克。热量不同是因为烹饪过程中额外添加了油和调味料，如花生油为 900 千卡 /100 克，菜籽油为 890 千卡 /100 克，大豆油为 880 千卡 /100 克，猪油为 900 千卡 /100 克。也就是说，重油的烹饪方式也是热量高的一大原因。另外，不同部位的肉类，其脂肪含量也有差别。

综上所述，减重也要吃肉，但是要选择脂肪含量较低的部位，不能过量，且烹饪要少油少盐。

喝减肥茶可以减重

【解析】

市面上有很多"减肥茶"，宣称喝了就能减重，那么，减肥茶真的有用吗？

小花在网上买了某个牌子的减肥茶，喝完后半夜肚子翻江倒海，疼痛难忍，多次腹泻，一夜都没睡好，导致第二天上班精神没办法集中，工作效率显著下降。但是，因为想尽快减重，她坚持下来了。一个月后，体重是减轻了，但是停止喝减肥茶后，体重又反弹了。

事实上，市面上的减肥茶核心成分是芦荟、荷叶、泽泻、番泻叶等，具有较强的促排作用，通过促进排尿排便，使身体失水和胃肠道吸收不良，以达到减重效果。促排效果越好，体内水分、电解质等丢失越多，越容易引起肠道紊乱，从而对身体造成损伤。减肥茶并没有减掉脂肪，而是通过疏通粪便淤积来减轻体重。这样看，喝减肥茶确实能在短期内使体重下降，而且起效快，效果显著。但是，长期使用减肥茶减重，会导致胃肠道功能紊乱，出现腹泻等临床表现，从而抑制人体对食物营养成分的吸收，造成营养不良，且身材看起来毫无变化，因为体脂并没有降低，内脏脂肪和皮下脂肪比重仍较高。而停止喝减肥茶后，体重很快就会反弹。

有的减肥茶添加了脂肪吸收阻断剂，这类减肥茶虽然可以抑制小肠对脂肪的吸收，但是，也会导致脂溶性维生素和矿物质吸收不足、腹泻等不良反应，长期饮用对身体有害。

有的减肥茶含有利尿成分，喝了后会引起小便增多，减的主要是水分。长期饮用会引起电解质紊乱，严重时可导致低血压、脱水等症状。

还有产热类减肥茶，可提高心率、血压和新陈代谢。这类减肥茶的不良反应也很多，如头痛、失眠、血压升高、心率过速。心脏不好的肥胖者绝对不能喝这类减肥茶，严重时会危及生命。

总之，减重最根本的方法还是"管住嘴，迈开腿"，不能把希望寄托在减肥茶上面，不仅极易反弹，还会对身体造成损害，得不偿失！

喝咖啡可以减重

【解析】

咖啡、可可和茶叶并称为世界三大饮料。在日常生活和工作中，早晨来一杯咖啡是很多人的标配。"咖啡不仅能提神，听说还能减重。"这使得咖啡备受减重人士的推崇。那么，喝咖啡到底能不能减重呢？

要弄清楚咖啡到底有没有减重功效，首先应该了解一下咖啡是什么。咖啡，一般是指将经过烘焙的咖啡豆通过磨粉、浸泡、过滤等方法制作出来的饮料。目前，通过添加牛奶、糖、椰浆、巧克力等原料，已经发展出各种各样的花式咖啡，如速溶咖啡、拿铁、卡布奇诺、摩卡等。很多研究表明，喝咖啡确实能起到一定的减重效果，但是，前提是不添加糖等其他成分！咖啡中的咖啡因是其减重的主力，它能够提高机体的代谢率，改善运动表现，延长有氧运动时间，提高抗阻运动的速度和力量，还能提升脂肪氧化率，促进体脂的消耗，从而达到减重的效果。还有研究表明，和不喝咖啡的人群相比，摄入适量的咖啡因后，最大脂肪氧化率显著提高，特别是在午后，效果更加明显。另外，在有氧运动前 30 分钟喝咖啡也可以显著提升最大脂肪氧化率。如果想要通过喝咖啡来减重，就不要放过这两个黄金时间。

看到这里，你是不是很想立刻来一杯咖啡？别高兴得太早，要想通过喝咖啡达到减重的效果，首先要看喝的到底是什么咖啡。如果长期喝添加了糖、巧克力、植脂末等的花式咖啡，那么，不要指望能够减重，还要当心越喝越胖。为了追求口感，很多花式咖啡里添加了各种各样的高热量成分，如糖、奶油、植脂末、椰浆、黄油，这些成分本身就含有很高的热量，和咖啡一起摄入只会越来越胖。市面上还有一种"防弹咖啡"，即富含脂肪，热量超过460卡路里，不含碳水化合物的咖啡。它的主要原料是咖啡粉、黄油和椰子油，热量主要来自脂肪，尤其是饱和脂肪酸，摄入过多会影响心血管健康，肥胖者应避免饮用。而饮用人数最多的速溶三合一咖啡中的糖含量也不低，且植脂末中的反式脂肪酸还会降低体内的优质胆固醇水平，对减重来说百害而无一利。

所以，并不是所有咖啡都有减重效果。想要通过喝咖啡来减重，建议选择黑咖啡，告别花式咖啡饮料。另外，相较于偶尔喝咖啡的人，长期喝咖啡的减重效果并不明显，这是因为长期喝咖啡人体会对咖啡产生耐受性，从而减弱咖啡的减脂作用。

总的来说，合理摄入一定量的纯咖啡对减重有一定的帮助，但是，效果通常是比较有限的。

吃酵素可以减重

【解析】

　　酵素，近几年十分火爆。目前，市场上很多减重食品都打着"酵素排毒""酵素减重"的旗号，宣称"天然""无副作用""躺着就能瘦"……然而，吃酵素真的可以安全减重吗？答案是不能。酵素减肥其实是一个人为制造的噱头，商家利用了消费者的心理和需求，夸大了其减重功效。

　　要想知道酵素到底能不能用于减重，就要先认清它的"真面目"。酵素并非一种新鲜事物，它的本质其实就是酶，而酶就是蛋白质。酵素一词是舶来语，日语将"酶"称为酵素，似乎是因为"酵素"听起来比"酶"更高大上，也更迎合营销策略。但是，揭开酵素的神秘面纱，它其实并没有传闻中如此神奇的功效。

　　首先，通过口服来补充某种酶是不现实的。吃进什么东西，不代表它们进入体内就会变成什么东西。因为不管是哪种食物，进入消化道后，都会在胃酸和消化液中蛋白酶的作用下分解、变性而失去生物活性。导致酶变性的因素有很多，如温度、酸碱度、基底浓度等。而市面上的酵素减重产品均为口服，所以即使它们在天然构型下具有燃烧脂肪的作用，在进入胃肠道之后也会被分解，完全是不同的情况。

其次，需要警惕某些酵素产品中可能违规添加了某些成分，如水果渣、泻药成分、减重药等。使用这些产品容易发生腹泻，虽然短期的减重效果显著，但是，人体的胃肠道也受到了很大的伤害。最关键的是，这种情况下，身体其实并没有代谢掉脂肪，只是短期脱水导致体重减轻罢了。

最后，有一些减重者会按照网上搜索的步骤自制酵素饮料，这样做的健康风险是极大的。自制酵素是乳酸菌、酵母菌、二氧化碳、酒精、发酵过的水果或蔬菜的混合液体。所有发酵的东西对环境的要求都很高，容易变质。在制作过程中，如果对卫生控制不够严格，可能会混入其他有害细菌或霉菌。有害微生物会在密封环境下繁殖，且腌制过程中某些杂菌还会产生亚硝酸盐和甲醇，对人体是百害而无一利的。

总之，酵素减重是不可信的，还存在食品安全方面的风险。合理饮食、适当运动以及良好的生活习惯才是健康减重的"王道"。

减重运动就是每天多走走

【解析】

很多人认为减重运动就是每天多走走，其实这种看法是非常片面的。诚然，各种形式的运动都会增加脂肪的氧化及能量消耗，但是，只有长时间的中、低强度有氧运动才能使脂肪供能的比例达到最大。

根据体力活动标准，久坐休息属于静息状态，而以 4 ～ 4.8 km/h 速度平路行走属于轻度体力活动。体力活动增加有助于能量消耗，因此，经常进行散步等休闲运动不仅可以减少久坐时间，也有助于能量消耗。但是，对超重及肥胖者而言，仅靠这种强度的能量消耗并不能达到减重的目的。走路散步属于轻度体力活动，机体消耗的热量不足，达不到减重的效果。

人体每天的能量消耗由基础代谢率、食物热效应和体力活动所消耗的能量组成。运动不足除了能量消耗较少外，还会降低基础代谢率，从而引发肥胖。平日久坐不动的人，其基础代谢率约占每日能量消耗总量的 70%，食物热效应约占 10%，多余的能量则转化为脂肪储存起来。超重或肥胖的患者应该把有氧运动作为日常生活的重要组成部分，运动的频率和强度要逐渐增加，每周 3 ～ 5 天内

累积进行 ≥ 150 分钟的中等强度运动。

对于超重或肥胖患者，建议以中等强度有氧运动为主。什么是中等强度有氧运动呢？首先，有氧运动是指人体在氧气充分供应的情况下进行的体育锻炼，在运动过程中，人体吸入的氧气与需求相等。而中等强度又如何定义呢？若以心率为判定指标，运动中心率控制在本人最大心率的 60% ~ 70% 即中等轻度运动。那么一个人的最大心率是多少呢？通常按年龄确定最大心率，计算公式：男子最大心率（次/分）= 205 - 年龄，女子最大心率（次/分）= 220 - 年龄，一般采用"220 - 年龄"所得值为最大心率。刚开始运动时，强度可以稍小些，循序渐进。

综上所述，对于人们常说的"日行万步"减重，只看步数的意义并不大。走起来总比久坐不动要好，但是，日行万步不具有连贯性，不足以达成减重的目标，而真正可以甩掉脂肪的走路是有一定要求的：姿势必须对、步幅必须大、速度必须快、时间必须长。想要减重的人群应当意识到，多走路背后真正的目的是要做到运动平衡，从而避免营养过剩、超重肥胖，进而降低"三高"（高血压、高血糖、高血脂）等慢性病的发生率。因此，光靠健步来减重是远远不足的，应当结合科学运动及饮食结构调整，且应多种运动方式结合进行，如慢跑、游泳、舞蹈、力量训练等。

减重最好的运动方式就是慢跑

【解析】

这种观点失之偏颇。慢跑是许多超重或肥胖者经常采用的一种运动方式，但是，并不能因此认为减重最好的运动方式就是慢跑，它并不是减重运动方式的唯一选择，也不一定适合所有肥胖及超重者。

各种形式的运动均能产生能量消耗，对超重或肥胖者而言，建议以动力性有氧运动为主，因为这种运动方式要求大肌肉群参与。不过，最好是能针对不同情况的超重或肥胖者制订不同的运动处方。

首先，需根据个人的身体健康情况制订个体化的运动处方。每个人的心肺功能、骨骼肌肉等一般情况不同，机体所能耐受的运动方式亦大相径庭。目前，多数研究认为，大肌肉群参与的有节奏的持续性有氧运动，包括快步走、游泳、单车等都是有益的。

其次，慢跑不一定适合所有人，如不建议严重肥胖、膝关节损伤者慢跑。对于这类肥胖患者，建议可采用快步走（每分钟100～120步）来进行有氧运动。美国运动理事会根据燃烧热量的情况列出了减重排行榜，其中排名第一的是跳绳。在每分钟跳120

161

下的情况下，每小时可燃烧 667 ～ 990 千卡的热量，尤其是对肥胖人群，有助于减脂塑形。与此同时，跳绳有助于提高协调功能，增强核心肌肉群和膝关节、踝关节的力量。但高龄、腿脚不便或患有心脑血管疾病、高血压、骨质疏松、骨关节炎的肥胖者则不宜进行跳绳运动。另外，鉴于个人喜好及感兴趣的运动项目不同，选择自己感兴趣的运动项目也有助于长期坚持下去，而不管选择什么运动项目，对减重来说最重要的就是能够长期坚持下去。

此外，需要提醒的是，对于选择慢跑作为减重运动方式的人，慢跑的频次、每次运动的时间及强度务必根据自己的实际情况制订，切勿逞强，尤其是竞技性跑步项目，甚至是马拉松等。在运动前应充分"自我认识"，根据自己目前的健康状况及实际能力合理地选择相应的运动项目及强度。

综上所述，对超重或肥胖者而言，不同人适合的运动方式也大相径庭。因此，没有所谓的"最好"的运动方式，只有针对个人制订的"最适合"的运动处方。

误区
73

尝试过运动减重，但是没效果，所以放弃了

【解析】

运动是减重最重要的方式之一，但是，减重是一个长期的过程。在初期，即使好好地运动了，也可能因为各种原因而没能达到预期效果。想要通过运动保持健康的体重就需要制订合适的减重计划，同时，还需要持之以恒地付诸行动。

运动减重是指通过有氧和 / 或无氧运动减掉身体过多的脂肪，以降低体脂及体重的一系列过程。许多人为了减重尝试了有氧和 / 或无氧运动，但常因自认为没有效果而中途放弃。其实，运动减重是一个长期过程，在初期未能达到预期效果是很正常的，可能有以下几点原因：

第一，运动在提高身体代谢率的同时，不仅消耗了脂肪，还强化了机体的肌肉。肌肉的密度约为脂肪的 3 倍，所以，在运动的初期，随着肌肉比例的增加，体重下降就显得比较缓慢；而到了运动后期，机体分解脂肪的能力提升，体重的下降自然就会更加明显了。如果在尝试运动减重的过程中，还未到达体重下降的阶段便已放弃，则势必等不到体重下降了。

第二，没有制订合适的减重计划。运动可以消耗大量的能量，

因此部分个体会出现补偿心理，认为需要摄入更多食物来恢复体力；有些人在运动后饥饿感增加，因而在运动后摄入的食物及总热量增加。久而久之，体重不仅没有下降，反而还升高了。体重增加简单来说就是总能量摄入大于消耗的结果，只靠单一的运动或者单一的饮食控制均较难达到理想体重。

第三，运动减重需要长期坚持，往往无法立竿见影。不少人减重时"三天打鱼，两天晒网"，较难切实地把"坚持"落实到日常生活中。另外，有些人初始的运动强度很低，所消耗的热量甚至低于食物摄入的热量，显而易见是无法减重的。而减重运动的正确方法应该是循序渐进地加大强度，直至达到定下的目标。所以，在适应了初始的运动强度后，即使体重没有什么变化也不能半途而废，而是要逐渐加大强度以消耗更多的热量。想要获得较好的减重效果，每天的热量消耗要达到 400～500 卡路里，每次锻炼尽量不中断，并且每周要坚持 300 分钟的中、高强度运动。

综上所述，通过运动来减重的关键在于千万不要轻易放弃！运动除了能够帮助减脂外，还能够促进血液循环、减轻压力、改善心情、提高免疫力。长期坚持运动能给身体带来内在和外在的多重益处。

骨关节不太好，所以不适合运动

【解析】

有些人因为担心运动可能会导致骨关节损伤，所以畏惧甚至拒绝运动；抑或以自己的骨关节不好，不适合运动为借口而拒绝运动。实际上，这些观点都是片面的。

首先，关节软骨是关节重要的组成部分之一，关节软骨表面光滑且附着"滑液"，因此软骨间摩擦系数很小，这样更有利于活动及减轻负重。而关节软骨的代谢与关节活动是分不开的。因为关节软骨的营养主要来源于关节滑液，而关节滑液是通过关节软骨运动挤压产生泵吸作用来实现的，所以，运动是维持关节正常生理功能的重要保障。不仅如此，有研究认为，运动不仅有利于关节软骨，也能增厚骨关节周围的韧带，强化骨关节周围的肌肉，还能提高骨密度的水平。另外，运动对骨关节的稳定性及灵活性也至关重要。因此，合理、适度的运动对骨关节至关重要。

其次，诸多研究已证实，适度甚至较高强度的运动并不会增大骨关节炎的发病风险，反而能增强骨关节功能，有益于改善关节症状。此外，即使有骨关节炎的高危因素，也不意味着禁止运动。适度的运动锻炼至关重要，其关键在于如何选择适宜的运动，以避免关节承受过重的压力及负担。例如，本身患有骨关节疾病的患者，可选择运动体操、游泳这些关节负荷较小的运动。同时，需要强调的是，运动前的伸展运动及充分的热身运动是十分重要的，可以显著地减少关节的损伤。当然，处于关节损伤急性期时应适当制动或减少运动，根据实际身体状况来制订相应的运动计划，等关节损伤恢复后再逐渐调整运动方式及强度。

再次，超重或肥胖者本身由于体重因素，其承重关节的负担高于正常体重人群，如果畏惧甚至拒绝运动，热量消耗不足，则体重可能进一步增长，从而导致关节的负担进一步增大，造成"恶性循环"。因此，对于超重或肥胖者，建议遵循循序渐进的原则，根据自身的健康状况制订合适的运动计划，逐渐加大强度。若能长期坚持运动，随着肌肉力量的增强以及协调性的改善，其运动损伤的发生风险也会逐渐降低。

综上所述，适度运动对骨关节是有益的；越不运动，反而对骨关节越不利。

动一动就喘，所以不能运动

【解析】

有些超重或肥胖者虽然有颗"想减重的心"，但是运动后总觉得气促，就认为自己不适合运动，最终放弃了运动。这样的做法过于草率。

首先，运动固然是减重的重要手段，但鉴于个体的健康状况等多种因素不同，每个人适合的运动方式、强度及时间也各不相同，所以应制订个体化的"运动处方"。在运动过程中，运动强度或者负荷必须依照肥胖者的自身肥胖水平、健康情况以及心肺功能来设定。必须在不损害健康或者影响生长发育的情况下开展体育锻炼。

其次，应遵循"循序渐进"的原则，不需要马上达到指定的运动强度及时间，甚至起初可以先从减少久坐时间开始。当人体处于安静状态时，机体消耗的热量较少，最终，多余的热量会以脂肪的形式储存在体内，导致体重增加。而减少久坐时间，增加日常生活中的体力活动，如散步等，可获得更多的健康益处；再从"活动"转变为"运动"，逐渐增加运动量，早期运动形式以有氧运动为主。

再次，运动处方建议包括三个方面的内容，即热身、锻炼、恢复。锻炼前的热身尤为重要，一般建议在运动锻炼前进行 3 ～ 5 分钟的热身，可选择暖身运动，如原地踏步、慢走等形式，甚至做一些"热身操"，有助于运动锻炼的启动及减少运动损伤。

那些运动后会"气喘吁吁"的个体，其心肺功能可能较差，建议到医疗单位排除严重器质性疾病，随后制订规则的运动计划再加以落实。坚持一段时间后，其心肺功能即可得到一定的改善；同时，糖尿病、高血压病、高脂血症等代谢性疾病的风险也大大降低。相反，对于"动一动就喘"的人，如果再缺乏运动，则随着体重的增加，叠加代谢性疾病的产生等诸多因素，其心肺功能可能会进一步下降，甚至可能发展到日常活动都无法耐受。

总而言之，"动一动就喘"不一定代表不适合运动。应在充分评估个体情况的前提下，制订个体化的"运动处方"，遵循"循序渐进"的原则，逐渐增加运动耐量，以逐步达到运动目标及收益成效。

工作或学习忙，没时间做运动

【解析】

经常有人说，自己也想运动减重，可是平时工作或学习太忙了，根本没有时间运动。也许这是因为他们误认为必须有一段较长且完整的时间运动才能达到减重的目标，抑或只是他们为自己的懒惰和意志不坚定找借口罢了。

事实上，即使是久坐 1 小时后站起来活动几分钟，也有助于加速机体的新陈代谢和能量消耗。而工作繁忙、学习压力大者更加需要合适的运动策略。如果担忧没有时间做运动，那么可以选择一些耗时短、燃脂速度快的运动方式，如高强度间歇训练（high-intensity intervals training，HIT）。HIT 的最大优点是耗时短、效率高。它与传统的低强度有氧运动相比，可以在短时间内迅速消耗大量的能量。HIT 是高抬腿、开合跳、波比跳、健步跳等动作的组合。进行 20 分钟 HIT 燃烧的脂肪相当于慢跑 1 小时燃烧的脂肪，所以，HIT 十分适合受运动场地限制且没有时间运动的人群选择。而目前网络及自媒体上许多博主推荐的"燃脂操"等里面就有许多的 HIT 动作。需要注意的是，HIT 会快速提高心率，且运动强度较大，只适合有一定体能基础的人，而不推荐患有心肺器质性疾病、严重骨关节疾患或血压未控制平稳的人开展过于高强度的训练。盲目进行 HIT 运动可能会导致运动损伤、乏力，甚至发生头晕、呕吐等症状。此外，游泳也是很好的快速消耗热量的运动，游泳半小时消耗的热量相当于慢跑 1 小时消耗的热量。

应该自省一下，所谓"工作太忙，没时间运动"是否只是为自己的惰性寻找借口。其实，只要有决心并坚持不懈，就可以为运动创造许多机会。例如，下班坐公交车或地铁回家可以提前一两站下车，之后慢跑或快走回家；或者早上早起 20 分钟，又或者晚餐后少刷手机半小时，把节省出来的时间用于做一些有氧操等运动。这些都是可以从日常生活中的碎片时间找寻到的运动方式。

总之，别再以没有时间作为理由而不运动了。选择符合自己喜好并且适合自己身体状况的运动，因地制宜，因时制宜，并坚持下去，最终就能收获健康的身体和充实的生活。

长期运动后未坚持下去就会更胖

【解析】

　　长期运动后未坚持下去会变得更胖吗？大家可能会注意到这么一个现象：一些专业运动员在退役后身材大走样，从原来的肌肉男变成了挺着啤酒肚的"油腻大叔"。这在很大程度上让大家陷入了一个误区：只要停止运动，就一定会变得更胖，身上的肌肉就会变成脂肪。

　　那么，为什么许多职业运动员在退役后会出现这种情况呢？那是因为他们在训练期间的"完美身材"是通过严格的饮食控制以及相当大的运动量才保持住的。退役后运动量下降，饮食控制松懈下来，身材自然会有些许"松弛"。确实，若在短时间内突然大幅度地减少运动量，则很有可能发生体重快速增加的情况。

　　首先，许多人在保持长期运动的阶段食量会增大，如果在停止或大幅度减少运动后仍维持运动期间的进食量，那么，体重自然而然会有所增长。而许多运动员在其职业生涯期间，为了保证每日训练及备赛、比赛期间所需的体力，平素的食量是非常大的，摄入的热量也是非常多的。其在退役后运动量显著减少，但食量以及摄入的热量如果和原先保持不变或者减少不明显，则其摄入的热量势必

171

远大于消耗，体重也必然迅猛增长。

其次，运动除了具有对脂肪的直接消耗作用，还可以通过提升基础代谢率来增加能量的消耗。运动量减少后，基础代谢率下降，能量消耗减少。而运动员在退役后随着训练强度的骤然降低及热量消耗的显著减少，并且年龄慢慢增大，基础代谢率便远低于从前，则体重势必迅猛增长。但是，对普通人而言，平素的运动量是远不如专业运动员的，所以即使在运动一段时间后未继续坚持，体重"反弹"程度也不会像运动员们如此明显。当然，在条件允许的情况下，坚持运动才能保持良好的体魄！但是，也不要因为担心"长期运动后未坚持下去就会更胖"，从而扼杀了要开始运动的想法。从现在起，迈开腿，动起来！

综上所述，不能片面地把运动后未坚持下去体重就会反弹归咎于"运动后遗症"。事实上，任何时候，不管是否坚持运动，只要摄入大于消耗，体重就会增长；只要消耗大于摄入，就能减重。运动是一项有益身心健康的活动，所以，无论是否已经达到目标体重，都应该坚持运动。

误区
78

附近没有合适的运动场所，没办法运动

【解析】

　　经常有人说自己太胖了，应该去做做运动，可是附近没有合适的运动场所，所以实在没办法运动。这些人也许真的觉得做运动一定要去宽阔或者专业的场地；也许是在给自己的惰性或不坚定找借口。

　　首先，对于超重或肥胖者，应该将有氧运动训练作为生活方式干预的一部分。运动的量和强度应该慢慢递增，最终达到中等强度运动，总运动时间≥ 150 分钟 / 周，每周 3～5 次。而有氧运动的选择颇多，如跑步机或动感单车。跑步机和动感单车都是比较方便购买及放置的室内运动器械，有助于能量消耗及提高心肺功能，能达到较好的运动效果。这些运动器械并不会占用太大的室内空间，不需要太大的运动场所。而且，已有许多研究证实了上述运动对减重的以及控制血糖、血脂、血压等代谢指标的益处。此外，跳绳也是一种不错的运动方式，亦有助于能量消耗及提高心肺功能，还能提高协调能力，以及核心肌肉群和踝关节的力量等。跳绳同样在较小的空间范围内即可实现，如住宅楼过道、户外小空地。

　　此外，对于正在进行减重治疗的超重或肥胖患者，建议进行抗

阻训练，如仰卧起坐、深蹲起、沙袋、哑铃、拉力器等，旨在保留无脂体重的同时促进减脂；抗阻训练每周可进行两三次，主要由主要肌肉群的单一肌肉训练组成。有氧运动配合抗阻训练能更好地降低体脂、改善体型及增强肌力。这种运动形式也只需要较小的空间和小型的运动器械，甚至无需外部器械也可开展，一般不受场地因素所限制。

当然，所有超重或肥胖者均应该增加非锻炼的、活跃的休闲活动以减少久坐行为。相对久坐而言，尽可能站起来多走动亦可增加热量的消耗，减少脂肪的堆积，有助于保持健康的体重。因此，别再说附近没有合适的运动场所，没办法运动了，即使只是走几步，也能够消耗热量，也算是一种运动。

总而言之，应依照自身的健康水平、身体状况以及周边条件选择合适的运动方式，最好能选择自己喜爱的运动，这样才能够长期、安全、有效地进行锻炼。

误区
79

体重没变化是因为运动强度不够

【解析】

很多人认为，体重没变化意味着运动强度不够。这种观点过于片面，也过于激进。

首先，控制体重及改善肥胖的主要目标应该是通过减重来预防和治疗超重及肥胖相关并发症，从而改善患者的健康状况，而非为了减重本身。对于超重或肥胖者，应该采用生活方式疗法以预防肥胖相关的一系列并发症及合并症。

其次，对于减轻体重，运动往往不能立即见效，一般以 3 个月为评判的指标。执行结合有氧运动和阻抗训练的体育活动计划 3 个月后，减轻的重量达到原体重 5% ～ 10% 或以上，就证明达到了很好的效果。运动不仅会消耗热量，也能提高身体的代谢率，还能增加机体的水分及肌肉含量。在运动初期，随着肌肉比例的增加，体重下降是比较缓慢的；到了运动后期，机体分解脂肪的能力提升，体重的下降就会更加明显。而且，即便未达到目标体重，运动对身体健康都是有益的。研究证实，有氧运动干预能在不改变体重的情况下减少肥胖者的内脏脂肪，尤其是肝内脂肪含量。与此同时，对于超重或肥胖者，初始锻炼时建议首先提升体能，再关注体

175

重变化。有氧运动有助于提升心肺功能和增强体能，但关键在于持之以恒，所谓"持续做慢工，不疯三分钟"。只在短时间内做运动，从长远看对健康的意义很小，"贵在坚持"，只有长期坚持做运动，才能保持健康的体重并从中获益。

再次，一味地追求运动强度不仅不利于运动的持续性，还可能造成运动损伤。而超高强度的运动也不利于运动的持续性，还会引发关节、肌肉损伤，进而导致未来较长时间内无法进行运动锻炼，甚至会因此而体重反弹，减重失败。尤其是本身合并心肺功能异常的超重或肥胖者，超过其自身所能耐受的运动强度是非常危险的行为，甚至可能危及生命。

综上所述，体重没有变化并不完全是因为运动强度不够，也许是因为时间还没到。如果为了减重而盲目地加大运动强度，可能适得其反。因此，选择适度的运动并持之以恒，才是明智之举，必能收获成效。

多运动就可以多吃

【解析】

很多人为了多吃而运动，认为多运动就可以多吃。其实，这种观点是错误的。许多人在运动后为了奖励一下自己，认为多吃一点没关系，反正已经通过运动消耗掉很多热量了。结果，大部分人的"多吃一点"其实是"多吃亿点"，因此减重的效果总是不尽如人意。

运动的时候机体的新陈代谢加快，体内水分、糖原和多余脂肪被消耗，因此，在运动时会感觉口渴，在运动后会感觉到比平时更明显的饥饿感。这个时候可以适当补充一些食物，但并不代表可以肆无忌惮地多吃。当运动消耗的热量远不如摄入食物的热量时，减重是永远无法实现的，反而体重可能会进一步增长。普通人慢跑 1 小时所消耗的热量为 200 ～ 400 千卡，相当于 100 克小蛋糕的热量。换句话说，辛辛苦苦运动 1 小时，可能会因为多吃"一口"而付诸东流。

诚然，运动可以消耗热量，同时会因流汗而丢失许多水分、电解质及矿物质，所以提倡在运动时注意补充水分和电解质，在运动后适当补充一些低热量的水果（如香蕉、梨、苹果、草莓等）和优质蛋白质（如鱼、虾、牛肉等），这样有助于体力的恢复及补充人体必需的电解质、矿物质及膳食纤维。可见，运动后适当地进食是有必要的。另外，减重不能走极端，不能一味地进行高强度运动，同时极端节食，这样对身体反而有害。

对于减重，我们始终要牢记一个中心两个基本点，即以"持之以恒"为中心，以"管住嘴"和"迈开腿"为两个基本点。只有当消耗大于摄入，才能将体内多余的脂肪消耗掉，达到减重的效果。所以，坚持运动应与合理饮食相结合，保证每日营养均衡，少吃高糖、高脂及精加工食品，这才是减重的制胜法宝。

误区
81

减重时运动量越大越好

【解析】

有些人认为减重时运动量越大越好，这种思维是错误的。诚然，运动量越大，减重的效果肯定是越好的，但是，若运动量超过了个体的极限，使机体处于超负荷的状态中，此时身体就会受到损伤，得不偿失。

临床上有一种疾病叫作"横纹肌溶解综合征"，临床表现以肌肉疼痛、压痛、肿胀伴茶色尿为特征，严重者可进展至急性肾功能衰竭等危重疾患。这种疾病的常见病因之一就是短期内过量运动。近年来常有新闻报道类似病例，值得引起大家的注意。另外，如果运动伴随着大量出汗，身体内的电解质，如钾、铁、钠等大量丢失，也可能造成脱水、电解质紊乱，从而产生头晕、乏力、贫血等问题。

除上述疾病外，过量运动还可能引发急性腱鞘炎、腰肌劳损、肌肉拉伤、韧带损伤、半月板磨损等问题。超过身体负荷极限的高强度运动可能诱发心肌梗死、脑出血等心脑血管事件的发生，尤其是本身患有心脑血管疾病的人群。因此，减重人士应该避免盲目加大运动量，而应根据自身情况，有选择性、针对性地去做运动。

同时，在运动之前一定要做好热身准备活动，以防止运动损伤的发生。

此外，高强度运动也不易于长期坚持。事实上，长期、规则且适合自身情况的个体化运动方案才是我们所提倡的。

所有事物都讲究适度、中庸、过犹不及。"一口吃不成胖子"，减重同样不是可以一蹴而就的事情，而有赖于长期坚持。在运动时，应该选择适合自己的运动，从少量开始，循序渐进，给心肺、肌肉适应的时间，才能在保护好身体的情况下健康地减重。

常规运动减重会使肌肉增大

【解析】

　　许多女性不愿意通过运动减重，其中一个重要的原因就是她们担忧长期运动后自己会变成肌肉发达的"金刚芭比"。这其实是一个常见的误区。

　　事实上，一般的运动量基本上不可能练出健硕的肌肉。

　　首先，正常男性的体脂率为 10%～20%，正常女性的体脂率为 15%～25%。肌肉线条出现的主要条件为覆盖在其表面的脂肪层变薄，所以，女性相较于男性来说更难练出明显的肌肉线条。目前，常见的减重运动主要有慢跑、跳操等有氧运动，而一般的有氧运动并不能让人"练出肌肉"。有氧运动可以使脂肪细胞体积缩小；抗阻运动，如俯卧撑、举哑铃、卧推，则可以适当增加肌细胞数量，增强肌纤维。其实，运动只有在达到专业运动员的训练量和强度时，才有可能练出肌肉线条。

　　其次，许多女生在运动后会发现自己的小腿好像变得更粗了。事实上，并不是小腿变粗了，而是因为运动结束后拉伸放松活动不到位，肌肉出现暂时性充血，所以小腿看起来好像变粗了。但是，只要运动后进行充分的放松活动，使血流通畅，加速代谢产物（乳酸等物质）流通，肌肉的充血就能得到显著改善，运动后的肌肉酸痛也能得到显著的缓解。

最后，在减重的过程中，肌肉含量增加也意味着脂肪含量及占比减少，这有利于肌肉线条的重塑，能使体型更加美观。而日常的锻炼并不能使肌肉显著增加，想要在减重的同时达到明显的增肌效果，还要进行高强度的抗阻运动及摄入大量的蛋白质，这显然并非易事。

综上所述，常规的减重运动并不会使肌肉显著增大，看起来变壮了是由肌肉暂时性充血引起的，只要在运动后进行充分的拉伸放松活动即可避免。

误区
83

有氧运动 30 分钟以上才有效果

【解析】

　　许多想要通过运动减脂的人士听过这么一句话："有氧运动必须超过 30 分钟才会有效果。"事实真是如此吗？答案是否定的。实际上，只要开始运动，身体就已经发生变化了。

　　众所周知，人体的主要储能物质是糖类和脂肪。而导致我们"衣带渐宽"的罪魁祸首就是机体脂肪含量的增多。当人们进食后，一部分热量以葡萄糖的形式被吸收利用，另一部分则在胰岛素的作用下，以糖原的形式转移到肝脏、骨骼肌等储存起来。若是热量摄入过多，多余的热量就会"变身"为人人讨厌的脂肪，在身体各个部分"占山为王"。

　　运动是消耗脂肪的绝佳利器。在运动开始的时候，机体代谢增快，首先消耗储存在体内的糖原，20 ～ 30 分钟后就开始燃烧体内多余的脂肪。虽然消耗热量的程度与运动时间是息息相关的，但是，不能认为 30 分钟以内的有氧运动就是没有作用的。总的来说，无论如何，运动都比久坐不动强。

　　综上所述，只要开始运动，身体就会开始消耗储存在体内的能量。那么，为什么会有运动要超过 30 分钟的说法呢？这是为了确保有 10 分钟以上的时间来燃烧体内多余的脂肪，使减脂效果更加明显。所以，各位想要减脂的朋友们，动起来吧，坚持下去吧，将脂肪燃烧，与肥胖告别！

减重只需要运动，无须控制饮食

【解析】

　　减重只需要多运动，无须控制饮食的观点无异于舍本逐末，是极其错误的。

　　肥胖症是包括遗传和环境因素在内的多种因素共同作用的结果，世界卫生组织（WHO）将肥胖定义为可能导致健康损害的异常或过多的脂肪堆积。肥胖发生的根源是摄入量大于消耗量，因此，饮食控制是基石。"民以食为天"，但过多则犹不及。贪图口腹之欲是减重路上的绊脚石。肥胖患者越吃越想吃，越吃则胃容量越大，胃容量越大则能量摄入越多，脂肪堆积也越多。而减重最关键的是通过降低能量摄入和增加能量消耗来达到控制体重的目的。控制总能量摄入、保持能量负衡是减重治疗的总原则。所以，对减重来说，控制饮食是必须的，而且具有举足轻重的地位。

　　那么，饮食要如何控制呢？

　　控制饮食一方面是控制摄入的总热量，另一方面是饮食模式或者饮食结构的调整。相关的指南建议在控制能量摄入的前提下保证营养均衡，称为限能量平衡膳食，推荐蛋白质、脂质和碳水化合物的摄入量分别占总能量的 15%～20%、低于 30% 和

45%～60%。限能量平衡膳食目前主要有3种类型：在目标摄入量基础上按一定比例递减30%～50%；在目标摄入量基础上每日减少500千卡左右；每日供能控制在1000～1500千卡。另外，应增加新鲜蔬菜和水果的摄入，少吃含糖和脂肪较多的食物，再根据患者的性别、实际体重、身高、年龄、活动量及应激情况进行个体化调整，提高身体机能。

此外，运动可改善胰岛素敏感性、骨骼肌功能、代谢紊乱，以及提高抗炎反应。"生命在于运动"，但是运动也要适量、合理。肥胖或超重者应坚持长期的有氧运动和抗阻运动治疗，减少久坐不动时间。有氧运动：中等强度运动，每周至少150分钟，最好每周200～300分钟；每周3～7天，每天30～90分钟。抗阻运动：每周2～3天，隔天1次。适合肥胖者的运动包括：游泳、慢跑、快走、水上体操、北欧步行、自行车、舞蹈、柔道、乒乓球等。但是，在进行运动治疗前需全面评估患者的身体情况，严格把握相应的禁忌证和适应证，并制订详细的运动计划，包括运动的类型、频率、强度、时间和运动量。肥胖是导致运动损伤的高危因素，尤其要注意预防关节、肌肉等不适。

若不改善不良的饮食习惯和不合理的饮食结构，即使做再多的运动也无济于事。"管住嘴，迈开腿"，管住嘴是第一步，第一步都没走好，后面再怎么努力也只会事倍功半，得不偿失。所以，在减重的路途上，要合理运动，更要控制饮食，二者相辅相成，任重而道远！

误区
85

超重或肥胖的老年人没办法运动

【解析】

有些老年超重或肥胖者认为，虽然知道减重要多做运动，但年轻时没去做，现在年纪大了，想动也"动不了"了。事实上，这样的想法是过于片面的。超重或肥胖的老年人只要选择"安全可行"的运动处方，一样可以"动起来"。

老年肥胖者的运动减重处方有其自身的特点。由于老年人机体各器官功能处于衰退状态，且可能本身就患有心肺功能不全、肌肉骨骼系统等疾患，因此，对老年人运动方式及强度的选择与制订应特别注意其安全性问题。对于老年人的减重运动方式，首先建议从减少久坐时间开始。"活动"本身就有助于能量的消耗，即使再轻微的活动都比久坐于电视机前或躺在床上休息来得强。

首先，可选择快步走、远足等中等强度有氧运动，同时配合太极拳、八段锦、老年健身操等运动，逐渐增加自身的运动耐量。推荐运动时心率达最高心率的60%～70%，一般推荐60岁以上老年人运动时心率以120次/分为宜，具体应结合自身的基础心率及健康状况而定。合并心、脑、肾、肺等器官疾患的老年人应遵循了解其具体病情的专科医师的建议。

其次，注重运动前的暖身运动。运动前应进行 5～10 分钟的热身，以提高运动的耐受性及安全性。而运动频率建议以每周 3～5 天为宜，每次 30 分钟左右。由于老年人运动后疲劳的恢复相对年轻人也较慢，所需恢复的时间较长，因此，运动频率可依照自身的健康状况及实际运动后恢复情况而调整。

最后，建议老年人运动可以"成群结队"，一方面，有助于互相激励，提高运动的兴趣以及运动锻炼的持续性；另一方面，在运动过程中，老年人之间可以互相照看，万一在运动过程中受伤或发生不良事件，才能有人及时联系其家属及医务人员，使其第一时间得到救治。

事实上，在当下，有些老年人的身体状况比年轻人更好，他们所能耐受的运动强度甚至比有些年轻人更强。不同老年人的身体状况存在较大差异，因此，制订个体化的运动方式及强度尤为关键。

言而总之，超重或肥胖的老年人如果选择适合自己的个体化的运动处方，也可以做到安全、有效地运动。

可以只靠减重药减重，无须运动和控制饮食

【解析】

　　"医生，我可不可以只靠减重药减重啊？我知道饮食和运动都很重要，但是这样克制自己感觉好累啊。""医生，我看那些广告都推荐减重药，1个月就能瘦出小蛮腰，我能不能试试啊？"临床上这样的问题层出不穷，但是，这种做法很明显是不可取的。减重药对身体的危害极大，且停药后体重容易反弹。

　　首先，要了解一下什么是减重药，以及减重药的作用机制到底是什么。目前，市面上的减重药大致分为两类，一类是抑制食欲型，另一类是抑制营养吸收型。抑制食欲型减重药包括氯卡色林、芬特明 - 托吡酯复方片剂、纳曲酮 - 安非他酮复方片剂。氯卡色林主要通过作用于大脑 5- 羟色胺受体而产生饱腹感，进而减少食物的摄入；芬特明通过增加中枢系统突触间隙儿茶酚胺类递质的含量而抑制食欲，是一种中枢性减重药物；纳曲酮则是一种阿片类受体拮抗剂，其作用机制与芬特明类似。抑制营养吸收型减重药主要为奥利司他，其通过抑制胰酶和胃肠道中的脂肪酶来抑制食物中脂肪的消化吸收，使能量摄入减少，从而达到减重的目的。这也是我国

唯一被批准用于长期治疗肥胖的药物，还能改善糖耐量异常及血脂异常。此外，降糖药物如利拉鲁肽也有减重的效果，它是一种肠促胰素类降糖药物，能够调节胰岛素分泌、抑制食欲、延缓胃排空、增加饱腹感，从而达到减少能量摄入的目的。

其次，减重药毕竟是一种药物，"是药三分毒"，要考虑其不良反应的问题。那么，减重药对人体到底有什么危害呢?

（1）厌食。中枢性减重药大多可抑制食欲，长此以往，极有可能引发厌食症，影响机体的身心健康。

（2）增加心血管风险。有些减重药可刺激交感神经兴奋，使血管收缩，进而升高血压。

（3）肝功能受损。长期大量服用减重药物会导致肝肾功能损害，严重者可引发尿毒症。

（4）增加自杀及其他精神疾病的风险：较为罕见。

（5）体重反弹。减重药物在初始阶段通过增加代谢、加快体内水分的排出以及减少食物的摄入，可起到很好的减重效果。但是，在达到一定的阶段后，体重往往会反弹，因此，不要相信"快速减重不反弹"这类药物广告。特别是孕妇及哺乳期妇女，更不能打减重药的主意，宝宝的安全是最重要的。

减重药物的选择必须牢牢把握其适应证及禁忌证，切不可盲目服用。

最后，减重药不是万能的，使用前应权衡利弊。要想达到最佳的减重效果，健康饮食和合理运动是必不可少的，也是绕不过去的。不想付诸汗水和恒心而依赖药物减重是难以实现的，也是不可持续的。

减重药都是有害的

【解析】

随着肥胖问题在全球范围内日益加剧，人们对减重药的需求也随之增长。减重药是指具有减重瘦身作用的药品，因其能使身形更快纤瘦的减重效果而受到减重者的追捧。但仍有一部分人认为："减重药都是有害的。""无论如何都不能吃减重药。"其实，这种观点也是片面的。对于经过严格饮食控制和运动治疗仍无法达到减重目标的肥胖患者，可考虑应用减重药物配合治疗。

肥胖症的治疗主要包括生活方式干预、药物治疗和减重手术。生活方式干预作为首选方法，也是药物治疗和减重手术治疗的基础。但是，生活方式干预往往起效慢，且需要很强的意志力。减重手术虽有立竿见影的效果，但需要面临术后严重并发症的风险和高昂的手术费用，使得大多数肥胖患者望而却步。而减重药因其快速的减重效果而受到许多肥胖患者的追捧。但是，如今市面上也充斥着很多对身体有害的减重药，这让消费者在选择时感到忧虑。

减重药常见的不良反应包括：

（1）以食欲抑制为主要作用机制的减重药主要有苯丙胺类药

物。这类药物可兴奋饱食中枢，使人产生厌食反应，服药后食欲下降，故饮食比较容易控制。同时，这类药物还具有兴奋作用，使睡眠减少，消耗增加，从而导致体重减轻。其不良反应主要是中枢兴奋作用带来的失眠、不安、心悸、血压升高、成瘾性等。

（2）胃肠道脂肪酶抑制剂以奥利司他为代表。奥利司他是国家批准可用于减重的药品。它能够特异性地与胃和胰脂肪酶的丝氨酸残基结合，使脂肪酶失活，则食物中的脂肪（主要是三酰甘油）无法被分解为游离脂肪酸和单酰基甘油，因此脂肪无法被消化道吸收。常见的不良反应为胃肠道反应。

（3）激素类药物主要以甲状腺素为代表。它能提高机体的新陈代谢，增加脂肪的分解、消耗，从而减轻体重。但是，此类药物使用时若超过正常生理剂量，常可对心血管系统产生不利影响。

减重药并非一概而论的有害物质，而是需要在专业医生的指导下合理使用的工具。专业医生能够根据患者的身体状况、健康史以及其他因素制订出个体化的、科学的治疗方案，确保减重药的使用不会对患者的健康产生不良影响。而且，减重药的使用应在一系列科学测试和评估的基础上进行，确保其安全性和有效性。对于那些在生活方式干预后难以达到理想效果的肥胖患者，只要做到科学、合理地使用，减重药也是一种有效的辅助治疗手段。

总之，应该摒弃对减重药的误解，充分了解其作用机制和不良反应，掌握其适应证和禁忌证，权衡利弊，因人制宜，更加理性地面对肥胖问题，才能实现健康减重的目标。

减重药适用于每个患者

【解析】

目前，肥胖已成为日趋严重的全球性医疗问题和社会问题。无论是为了健康还是美观，几乎所有人都考虑过肥胖问题。众所周知，减重的关键在于"管住嘴，迈开腿"，然而，总是有人试图寻找可以不节食、不运动的减重捷径——减重药。那么，减重药适用于所有肥胖者吗？显然，这种观点是错误的。

目前，市面上的减重药物种类繁多，但其中大多数的安全性及有效性尚不明确。在服用减重药前，需了解哪些人需要使用减重药以及如何选择哪种减重药。

在选择药物前，需要意识到药物治疗仅适用于因肥胖而影响身体健康的患者，用药的目的是延缓或改善肥胖相关疾病，而不是迎合对完美身材的追求。轻、中度肥胖人士减重应当首选饮食结合运动的方式；重度肥胖并且有减重药物适应证的患者，也应当意识到药物只是减重过程中的一部分，仅仅起到辅助作用。而且，药物的使用也要建立在控制饮食及有效体力活动的基础上，才能取得较好的成效。

目前，市面上常见的减重药主要有以下 3 种类型：中枢食欲抑制剂、抑制肠道消化吸收的药物、增加能量消耗的药物。其作用机制同样是针对减少摄入及增加能量消耗这一核心。

肥胖的病因各有不同，不同人对不同药物的反应也大相径庭。目前，在我国使用较多的减重药有中枢性减重药和非中枢性减重药。其中，中枢性减重药物如西布曲明，主要通过抑制 5- 羟色胺的再摄取来增加饱腹感，其减重效果与用药剂量相关。同时，研究表明，部分患者使用西布曲明后会出现不同程度的口干、失眠、乏力、便秘、月经紊乱、心率增快和血压升高。而非中枢性减重药物主要为奥利司他。它是目前我国唯一批准的非处方减重药，是一种对肠道胰脂肪酶的选择性抑制剂。简单来说，奥利司他可使胃肠道里帮助脂肪吸收的脂肪水解酶失去活性，导致消化道里的脂肪无法被有效吸收，最终通过粪便排出。所以，奥利司他减重的原理就是抑制人体对脂肪的吸收。其最常见的不良反应为肛门排气带出脂便而污染内裤及排便次数增加，最严重的不良事件是肝脏损害事件，因此，在使用时要注意是否出现乏力、肝区疼痛、皮肤发黄、尿色发黄等症状。另外，需要注意的是，奥利司他并不适合所有人。体重指数达到了肥胖的门槛，且经生活方式干预后减重效果不佳者，才能在专科医生指导下决定能否使用。此外，有个别肥胖者应用减重药物的效果不佳。

目前，对减重药物治疗肥胖的利弊关系尚无明确的评价。为了防止不良后果发生，应注意不要随意在网上购买减重药，尤其是中枢性减重药，更应谨慎选择。减重药物一定要在专科医生的指导下使用。医生会依据患者的肥胖严重程度综合评估各种并发症来制订合适的治疗方案，并定期监测相关指标，做到安全、有效地用药。

误区
89

二甲双胍可以减重，所有肥胖的人都可以吃

【解析】

二甲双胍是治疗 2 型糖尿病的一线治疗药物之一，也可用于肥胖伴有糖代谢异常的患者，是大家耳熟能详的药物。已经有大量研究证明，二甲双胍有降低体重、改善胰岛素抵抗等作用。但是，它是减肥药吗？许多肥胖患者在专业医师的指导下使用二甲双胍用于减重，用药后体重确实较前减轻了。但是，二甲双胍算得上减肥神药吗？什么人都可以用吗？

二甲双胍在 1922 年被首次成功合成，在我国也有近 30 年的临床应用历史。二甲双胍可有效降低血糖，改善胰岛素抵抗，降低体重，改善血脂，且对心血管有一定的保护作用，还有一定程度的抗肿瘤作用。因为其强大的降血糖作用且不容易导致低血糖，所以，目前推荐作为超重或肥胖的 2 型糖尿病患者的一线用药，还可以用于糖尿病前期、多囊卵巢综合征等疾病的治疗。

临床上，二甲双胍常用于糖尿病的预防，特别是肥胖患者，因为肥胖患者常常合并一定程度上的胰岛素抵抗或已经处于糖尿病前期，不及早干预则很容易进一步发展为糖尿病，而二甲双胍能有效延缓其发展，所以，临床医生常常对这类肥胖患者使用二甲双胍进

行治疗。

二甲双胍有一定的减重效果，但减重效果有限。相关研究显示，新诊断 2 型糖尿病患者进行二甲双胍单药治疗 16 周后，体重正常，而超重或肥胖患者的体重有所下降。二甲双胍不应常规应用于肥胖患者，应该在经过严格评估后，糖尿病或合并胰岛素抵抗的患者，在专业医师指导下使用二甲双胍。因此，肥胖患者切勿道听途说，盲目地自行使用二甲双胍。目前，生活方式干预仍然是减重最基本的治疗方法。

此外，二甲双胍并非人人适用。相关指南指出，二甲双胍的禁忌证包括：

（1）中度和严重肾衰竭或肾功能不全，即肾小球滤过率 < 45 mL/（min·1.73m^2）。

（2）可造成组织缺氧的疾病，如心力衰竭、呼吸衰竭以及近期有心肌梗死发作史的患者。

（3）严重感染和外伤、外科大手术、低血压等。

（4）已知对盐酸二甲双胍过敏者。

（5）急性或慢性代谢性酸中毒，包括有或无昏迷的糖尿病酮症酸中毒。

（6）酗酒者。

（7）维生素 B$_{12}$、叶酸缺乏未纠正者。

二甲双胍也会引发一系列的不良反应，包括胃肠道反应、肝肾功能损伤、乳酸酸中毒、维生素 B$_{12}$ 吸收障碍，以胃肠道反应最为常见。

综上所述，二甲双胍减重效果有限，且使用的不良反应大于其减重带来的效益，不应单纯为了减重而自行使用，应当在专业医生的指导下科学地使用。

减重药可以轻松减重，一劳永逸，不会反弹

【解析】

　　"爱美之心人皆有之。"目前，人们能在市面上通过各种渠道、平台买到种类繁多的减重药。林林总总的广告语令人十分心动：无须忍受美食的诱惑，无须付出艰辛和毅力，只需要吃吃药就可以轻轻松松地减重，立竿见影，岂不是快事一桩。其实，这种观点是十分错误的。

　　肥胖症是一种慢性代谢性疾病，主要特征为体内脂肪过度蓄积和体重超重。引起肥胖症的因素有很多，如遗传因素、环境因素、内分泌调节异常、炎症、肠道菌群失调等。肥胖症可分为单纯性肥胖和继发性肥胖。所以，减重不是一件轻而易举的事，需要从营养学、运动学、医学等角度去进行对症治疗。减重不仅要有科学的方法、坚强的意志力、坚持到底的决心，更需要专业的营养师或医生的指导帮助。如果不了解减重机理，不清楚自身情况，一味地盲目跟风吃减重药，只会带来不良的后果。

　　由于个体差异大，用药不存在绝对的"最好、最快、最有效"，除常用的非处方药外，大部分药物应在医生充分了解患者的个人情况及权衡利弊后进行应用。此外，药物治疗应与生活方式治疗相结

合，只能作为治疗的一种辅助手段，不能单独使用。

目前，减重药物可分为以下几种类型：

（1）中枢食欲抑制剂：目前这类药物在我国家尚未批准上市。

（2）抑制营养吸收型：目前此类药物在我国正式批准的有奥利司他。在用药的同时，应注意结合运动锻炼和饮食控制，才能达到良好的效果。常见的不良反应：胃肠道表现为胃肠胀气、大便次数增多、脂肪便等；肌肉和骨骼系统表现为背痛、下肢痛等情况；神经系统表现为头痛；呼吸系统表现为上呼吸道感染等。

（3）胰高血糖素样肽-1受体激动剂：如司美格鲁肽、利拉鲁肽等，可通过抑制食欲、延缓胃排空从而发挥减重作用。目前，此类药物主要推荐糖尿病合并肥胖患者使用，如患有2型糖尿病的成年人。

需要注意的是，对肥胖症来说，任何药物都只是辅助手段，改变生活方式、养成健康的饮食习惯、增加体育锻炼才是最重要的手段。采用吃减重药的方式，在服药期间体重可能有所减轻，但当停止服药后，体重极易迅速反弹。从长期来看，养成健康的饮食习惯并配合运动才是更长久、更有效的减重手段。

总之，减重是一个长期而艰难的治疗过程，不存在吃了就一劳永逸，能轻轻松松减重且不会反弹的减重药。限制食物热量和加强运动是减重最重要的途径。改变不良的生活习惯以及坚持长期的合理生活方式干预才是科学减重并且防止反弹的根本。

误区
91

打减重针无不良反应，减重效果比控制饮食和运动好

【解析】

　　最近，很多减重门诊的医生都会碰到类似的求药者，一开口就问有没有"一周打一次就能瘦下来的神药"。然而，这些人本身并没有糖尿病，却非得让医生为其开具治疗糖尿病的药物，认为这种药物是"减重神器"，吃了它就不需要控制饮食和运动而快速地瘦下来。那么，真的有这种神药吗？这样的神药真的可以随便用吗？

　　其实，这类药物指的是长效胰高血糖素样肽-1（GLP-1）受体激动剂，如利拉鲁肽、司美格鲁肽、度拉糖肽注射液。胰高血糖素样肽-1受体激动剂通过刺激胰岛素分泌和降低胰高血糖素分泌来降低血糖，其代表药物司美格鲁肽注射液可以用于成人2型糖尿病患者的治疗，还可以用于体重指数（BMI）$\geqslant 30$ kg/m^{2}患者的减重治疗，或是 BMI $\geqslant 27$ kg/m^2 同时伴有并发症的患者。它主要通过抑制食欲、增加饱腹感、抑制肠道的蠕动、提高胰岛素的敏感性来降低血糖，兼有减重的作用。

　　那这类药物有没有不良反应呢？它主要的不良反应是胃肠道反

应，如恶心、呕吐、便秘、腹泻等，其禁忌证为甲状腺髓样癌病史或者甲状腺髓样癌家族史、胰腺炎病史的患者，以及妊娠期妇女。可见，司美格鲁肽并不适用于所有人。很多想要减重的人希望通过打几针就能瘦下来，这种想法是不现实的。

那么，什么情况下能使用这类药物呢？

首先，要明确自己是否确实属于适用人群。其次，在用药期间，也要注意控制饮食和加强活动量。必须清醒地认识到，没有一种减重药能够脱离生活方式干预就把体重控制下来。如果单纯依赖药物的作用，则不仅减重效果没有保障，还可能出现停药后体重过度反弹的风险。如果忽略了药物的禁忌证、不良反应等注意事项而盲目用药，当发生安全性问题时就后悔莫及了，这是得不偿失的。

总之，要明确司美格鲁肽是一种处方药，需要在专业的医生进行专业的评估后才可以使用，切不可擅自从美容院或者其他途径购买使用。事实上，目前并不存在所谓的"减重神药"。减重，还是要践行"管住嘴，迈开嘴"这六字真言，不然即使打了针也会逐渐产生耐受性。所以，减重道路上没有那么多捷径可以走。持之以恒地以健康的生活方式为主，并在有确切的适应证的情况下辅以药物，才能够走上健康减重的阳光大道。

误区
92

代谢性手术危害很大

【解析】

代谢性手术是肥胖症的治疗方法之一，有别于传统的减重治疗，属于外科手术治疗的一种。至于"代谢性手术危害很大"这样的说法，其实也是片面的。

代谢性手术，即"减重手术"，是以胃肠道手术为主的一类减重治疗方法，已成为肥胖症、2 型糖尿病等代谢性疾病的重要治疗手段。既往研究认为，代谢减重手术的作用机制包括：（1）限制食物摄入；（2）减少热量吸收；（3）改变神经内分泌调节，使体内某种激素、菌群等内环境发生改变。目前，减重手术包括袖状胃切除术、胃旁路术、可调节胃束带术、胆胰旁路术等。

减重手术在临床上应用范围越来越广，与其巨大的优点有关。首先，减重手术能更有效地减轻体重，这在很多研究中已被证实；其次，减重手术能够使血糖、血脂、血压等代谢指标得到全面控制；最后，减重手术对糖尿病、高血压病、心血管疾病、非酒精性脂肪肝等疾病均能取得良好的效果。

虽然减重手术有上述可观的优势，但是，减重手术也存在一定的并发症及风险。国外研究报告，所有患者在手术后 30 天内的死亡率为 0.3%，严重并发症发生率为 4.1%。然而，随着近年来手术方式的不断改进，以及围手术期和术后综合性管理水平的提高，目前，已经将围手术期死亡率降低到最低水平，代谢性手术的治疗安全性已经明显改善。

减重手术在国外已经被大众普遍接受，美国国立卫生研究院（National Institutes of Health）共识小组制定的具体标准表明，减重手术适用于所有体重指数 > 40 kg/m^2 的患者以及体重指数为 35 ～ 40 kg/m^2 且伴有相关共患代谢性疾病的患者。同样，减重手术也适用于中国人群，依据 2019 年《中国肥胖及 2 型糖尿病外科治疗指南》，单纯肥胖症患者的手术适应证包括：

（1）BMI ≥ 37.5 kg/m^2，建议积极手术；32.5 kg/m^2 ≤ BMI < 37.5 kg/m^2，推荐手术；27.5 kg/m^2 ≤ BMI < 32.5 kg/m^2，经改变生活方式和内科治疗难以控制，且至少符合 2 项代谢综合征组分，或存在合并症，综合评估后可考虑手术。

（2）男性腰围 ≥ 90 cm，女性腰围 ≥ 85 cm，参考影像学检查提示中心型肥胖，经多学科综合治疗协作组（multidisciplinary team，MDT）广泛征询意见后可酌情提高手术推荐等级。

（3）建议手术年龄为 16 ～ 65 岁。

对于那些无法通过非手术手段来达到减重目的的患者，如果本身符合代谢性手术的适应证，则代谢性手术也可以作为其减重治疗的选择之一。

做完减重手术就可以不用控制饮食了

【解析】

临床上常听到这样的问题："我做了切胃手术是不是就可以大吃大喝了？反正我的胃已经切了很多。"这种观点是错误的。代谢性手术并不是一劳永逸的，若不控制饮食和积极锻炼，那么，体重反弹指日可待。

代谢性手术对一些重度肥胖患者来说可谓"福音"，它既可以减轻体重，促进健康，改善现有的代谢综合征，还可以有效预防肥胖相关恶性并发症的发生。代谢性手术包括胃束带术、袖状胃切除术、胆胰转流十二指肠旁路术、胃旁路手术。前两者属于限制型手术，胆胰转流十二指肠旁路术属于吸收不良型手术，而胃旁路术属于结合限制型及吸收不良型手术特点的混合术式。各种术式均有其优缺点，目前在临床上更广泛实施的为袖状胃切除术及胃旁路术。

代谢性手术能明显减轻体重，但是，这并不意味着术后体重不会反弹。通常情况下，不管以上哪一种手术，体重减轻均在术后第一年达到峰值，随后体重都会有小幅度的上升。而暴食症被认为会对术后患者的体重产生一定的影响。一项针对 108 名代谢性手术术后患者的暴食症状评估发现，约 25% 的患者被诊断为暴食症，且体重较术后最低体重增加了4.7%。因此，完成代谢性手术后还是要遵从"管住嘴，迈开腿"的原则。如果患者术后仍保持不良的饮食习惯，不控制进食量及进食速度，食用高热量食物及饮料，久坐不动，则体重也会明显反弹。

那么，代谢性手术之后到底应该怎么吃呢？在不同的时期有不同的饮食方案，跟大多数胃肠道手术相似，术后逐步放开饮食：喝水→全流食→半流食→软食→普通饮食。全流食包括去油的肉汤、豆浆、脱脂奶等。半流食包括粥、米粉、蛋羹、酸奶、肉泥等。软食包括软饭、馒头、肉馅、水煮蛋、切细的蔬菜等。普通饮食包括米、面、杂粮、新鲜的肉类、新鲜的蔬菜水果等。总体来说，应遵循少食多餐、清淡、质软、高蛋白、低脂、低糖、忌冷、忌辛辣、忌酸的原则，以此促进胃排空，减少脂肪性腹泻、胃肠胀气等情况的发生。另外，在术后仍需要长期进行饮食控制，保持良好的饮食习惯。代谢性手术是对患者饮食量的控制，但术后患者极易因长时间的压制而出现反弹，即反复多次进食，这也将进一步导致代谢性手术后减重效果大打折扣。

综上所述，虽然代谢性手术是目前治疗肥胖及其相关并发症的有效治疗方式，在减轻患者体重的同时，也能降低相关并发症如2型糖尿病、高血压病、睡眠呼吸暂停低通气综合征、冠心病等的发生风险，但是，其对严重肥胖患者只是起到了一个推手的作用，并不意味着术后可以胡吃海喝。想要长久地保持健康体重必须从根源上解决问题，只有保持良好的饮食习惯及饮食方式，并合理运动，才能维持术后体重，避免体重反弹。

超重患者都可以做代谢性手术

【解析】

大家都知道减重是一个巨大的工程，不仅需要投入大量的时间，还需要强大的个人意志。在临床上总能听到这样的问题："医生，我怎么减都减不下来，能不能直接手术算了？光靠控制饮食和加强锻炼好累啊。"很明显，这种观点是错误的。每种手术都有它的适应证以及禁忌证，代谢性手术也不例外，它并不适用于每一个超重患者。

要想掌握代谢性手术的适应证及禁忌证各有哪些，首先就要了解代谢性手术是什么，以及它是怎么起作用的。胃和小肠是最重要的消化吸收器官。胃伸缩性大，负责把食物磨成食糜，以方便消化吸收；小肠则是吸收营养物质的主要场所。代谢性手术正是把关注点放在了胃和小肠上，可改变胃的容积或者小肠的长度，进而减少食物的摄入量及食物的吸收量，还能改变胃肠道的内分泌功能，以达到减重及治疗代谢性疾病的目的。

代谢性手术的减重效果较好，甚至可改善肥胖相关的并发症，尤其是 2 型糖尿病。一项涉及 1156 名严重肥胖患者的研究表明，代谢性手术术后 2 年、6 年和 12 年，患者的总体重减少量分别为 35%、28% 和 26.9%，2 型糖尿病的完全缓解率为 75%、62% 和 51%，提示代谢性手术效果持久。除此之外，代谢性手术也被证实可显著降低肥胖性高血压患者的血压，改善脂代谢水平。同时，该类手术对抑郁症、睡眠呼吸暂停低通气综合征等均有一定程度的改善。但是，并不是所有的肥胖患者都适合这一方式。中华医学会外科学分会多个学组联合制定的《中国肥胖及 2 型糖尿病外科治疗指南》明确规定了代谢性手术的适应证：

（1）确认出现与单纯脂肪过剩相关的代谢紊乱综合征，如 2 型糖尿病、心血管疾病、脂肪肝、脂代谢紊乱、睡眠呼吸暂停低通气综合征等。

（2）男性腰围 ≥ 90 cm，女性腰围 ≥ 80 cm 或血脂紊乱，即甘油三酯 ≥ 1.7 mmol/L，高密度脂蛋白胆固醇：男性 < 0.9 mmol/L，女性 < 1 mmol/L。

（3）连续 5 年以上稳定或稳定增加体重，体重指数 ≥ 32.5 kg/m^2。

（4）年龄介于 16 ～ 65 岁之间。

（5）经非手术治疗疗效不佳或不能耐受者。

（6）无酒精或药物依赖，无严重的精神、智力障碍。

（7）患者的依从性：了解减重术式、相关手术风险，及术后生活方式及饮食习惯改变的重要性。

另外，手术也存在一定的禁忌证：明确诊断的非肥胖型 1 型糖尿病、妊娠期糖尿病及特殊类型糖尿病、2 型糖尿病患者胰岛 β 细胞功能已丧失、体重指数 < 25 kg/m^2。

总之，减重的一线方案永远是控制饮食、加强锻炼。代谢性手术只适用于那些严重肥胖，或者肥胖合并相关并发症的患者，且有利有弊，走捷径是不可取的。

误区
95

抽脂手术治疗肥胖效果好

【解析】

对肥胖人群来说，抽脂手术能否达到如期的减重效果仍存有争议。

抽脂手术，即医学上名为"脂肪抽吸术"的治疗方法，又名"吸脂术"，属于整形美容外科体形雕塑手术中的一种。其原理是通过负压吸引的方法把身体某一部位多余的脂肪给吸出来，以达到局部迅速瘦体美容的目的。全身抽脂的常见部位有面部、下颌、颈部、腹部、腰部、四肢、臀部等。抽脂手术被认为是一种相对简单、安全、可靠的治疗方法，常见的抽脂手术方式有动力辅助抽脂术、激光辅助抽脂术、超声辅助抽脂术、射频辅助抽脂术等，各有优缺点。

目前，大多数正规的医疗机构可以开展抽脂手术。一些日间门诊局部麻醉下的脂肪抽吸术，术后发生严重不良反应的概率也较低。抽脂手术也有相应的适应证，并不是所有人都适合进行抽脂手术。抽脂手术的主要目的是瘦体美容，因此也适用于肥胖人群。但是，在进行抽脂手术前需要进行严格的评估，符合条件的人员才被允许实行抽脂手术。而且，实行抽脂手术前必须充分做好术前准备，如戒烟、戒酒、控制血糖和血压，以及停止所有非必需的治疗药物，才能够显著降低抽脂术后的相关不良反应的发生风险。

当然，任何一种手术治疗都存在一定的风险和不良反应，抽脂手术也不可避免。抽脂治疗会引起局部组织结构的破坏，造成轮廓不规则，影响皮肤外观。抽脂手术治疗的不良反应可分为局部和全身不良反应，最常见的是抽脂区局部的凹凸不平，发生率约为2.7%。抽脂区的局部出血和血肿是吸脂术的另一种常见的不良反应，发生率取决于手术医生水平的高低。细菌感染是罕见的不良反应，但严重者可导致患者死亡。当然，抽脂手术还有其他相对少见的皮肤不良状况，如抽脂区的色素沉着、坏死和红斑，这些都会影响个人皮肤的美观。更有甚者，会出现一些严重的不良反应，如肺栓塞、脂肪栓塞、败血症、坏死性筋膜炎、腹部脏器穿孔等均是吸脂术的严重致命并发症，也会在抽脂术中发生。抽脂手术虽然是一项相对简单、安全的手术方式，但是也不是绝对的安全。

研究表明，抽脂手术并不是吸除脂肪越多越好，其安全吸脂目标是患者理想体重指数的30%以内，每单位体重指数超过100 mL的抽脂量会增大并发症的发生风险。但是，对于这是否能够成为高体重指数个体体重减轻的一个促成因素，仍然存有争议。

实际上，抽脂手术，既不被认为是一种常用的减重方法，也不是一项减重替代方案，只有控制饮食和合理运动的生活方式干预才是减重最有效的方法。

误区
96

针灸减重效果好，一扎就能瘦

【解析】

　　有人认为针灸能快速减重，但这是错误的想法。针灸减重的同时也要合理搭配饮食和运动才能达到减重的目的，且不是所有人都适合针灸减重。那么，针灸是如何减重的呢？

　　针灸减重属于中医减重的一种。中医针灸专家的研究显示，针灸减重疗法是一种安全、疗效显著的治疗方式，并且不良反应较小。针灸主要通过调整肥胖者的神经及内分泌功能来抑制其食欲，从而减少其进食量，还能抑制其胃肠道的消化吸收功能，进而减少机体的能量摄入。针灸可以通过针刺人体的一些穴位来改善人体的代谢功能，刺激异常的内分泌系统、消化系统、呼吸系统、神经系统、心血管系统等恢复正常功能，进而促进机体的能量代谢，增加能量消耗，最终达到减重的效果。

　　然而，有些广告宣称针灸减重对所有人都有用，一扎就能瘦。实际上，有的人通过针灸可以达到快速减重的效果，而有的人经过针灸治疗，体重却没有明显的改变。究其原因，可能与肥胖者接受治疗前的体重指数相关。体重基数较大或体脂含量较高者在针灸初期疗效可能更为显著。并且，每个人对针灸的反应也不尽相同，不是所有人都适合针灸减重。相关研究表明，其最适年龄为 20 ~ 40 岁。每个人的体质不同，针灸减重的效果也不同，而且，针灸减重也不是短期就能见效的，需要长期坚持、不断地进行个体化调整，并配合饮食控制、合理运动、生活方式改善才能达到健康减重的效果。虽然各种研究表示针灸减重对身体的不良反应比较小，但是，也要选择正规医院和专业医生进行正规的治疗，不能盲目就医。此外，必须注意，有些人在针灸减重过程中会出现恶心、头晕等情况，这并不是正常现象。若是出现上述情况，要及时终止针灸，必要时就医。孕妇、哺乳期妇女尽量不进行针灸减重，尽管并无明确研究指出其危害，但是，特殊人群需注意规避风险。

总之，不是所有肥胖人士都适合针灸减重，要在专业医生的建议下进行规范减重，以免危害健康。虽然针灸已被证明可以减重，但是，归根到底其只是一种辅助治疗手段，不应当妄想仅仅靠针灸减重，饮食控制和合理运动才是减重道路上必不可少的一部分。

误区
97

只靠中药、刮痧可以减重

【解析】

　　中药和刮痧能够调理机体，起到辅助减重的作用，但是，减重最终还是需要依靠合理的饮食搭配科学的运动，必要时辅以减重药物或者代谢性手术。

　　中华文化源远流长，5000 多年的历史长河中诞生了各种各样的文化瑰宝。中药在中医理论的指导下用于预防和治疗疾病，而刮痧是中国传统医学的外治法之一，其具有活血化瘀、舒筋活络、祛邪排毒等作用。无论是中药还是刮痧，作为中国传统医学的重要成员，对推动中国传统医学的发展都起着不可替代的作用。

　　中医的观点认为，肥胖是"虚而不实"的表象，体内聚集痰湿、血瘀，引起体内阳气不足，新陈代谢减慢，代谢物蓄积在体内，形成水湿、脂肪，从而引起肥胖的发生。超重或肥胖者常因自身湿浊阻滞而出现湿气重的表现，因此，可以通过各种中医方法来祛除湿气。

　　中药方剂不良反应小，有较好的减重疗效，颇受减重人士的青睐。目前已有多种中药，如黄芪、荷叶、山楂、决明子、三七，被多项研究证实具有显著的降脂作用，其可通过益、消、泻等方法调理机体脏腑的功能，从而达到减重的目的。但是，对于中药应用于肥胖患者的具体机理，目前仍缺乏深入研究。中药在减重过程中可作为一种辅助治疗手段，且中医讲究辨证论治和个体化用药，更加因人制宜。但是，滥用中药不仅难以达到预期的减重效果，还会对机体造成伤害。

刮痧也受到广大群众的欢迎，常被应用于减重治疗。刮痧可以刺激机体的经络，促使体内毛细血管扩张，提高新陈代谢，从而达到疏通经络、局部瘦身的作用。然而，并不是所有人都适合刮痧疗法，全身水肿、心血管疾病等都属于刮痧的禁忌证。另外，单纯依靠刮痧能否有效地减重也尚缺乏可提供证据的大型临床研究。

中国传统医学作为中华民族的文化瑰宝，囊括了各种各样的治疗方法，其中应用于减重的中医外治法和中药方剂也数不胜数。中医作为文化传承之一，在中国有着独特的天然优势，其所提出的治疗方案也更容易被广大人民群众所接受。中医讲究辨证论治，对于不同年龄、性别以及体型的肥胖患者，外治法与中药方剂也各不相同。中医可以通过辨证论治和因人、因时、因地制宜，提供最佳的解决方案，帮助每位需要减重的患者制订详细的计划，以期实现有效减重。

事实上，最为有效的减重方法仍然是生活方式干预，即控制饮食和合理运动，减重药物、代谢性手术、中药和刮痧只能作为减重治疗的辅助手段，对减重起到调理、保健、辅助的作用，因此，不能只依靠中药或刮痧来进行减重治疗。

误区
98

蒸桑拿可以减重

【解析】

蒸桑拿起源于芬兰，指的是在密闭的空间之中，通过高温蒸汽对人体进行理疗的过程，期间可大量出汗。有人说，蒸桑拿不仅有保健作用，还有减重的效果。其实，这种观点是不完全正确的。蒸桑拿的的确确有一定的保健效果，可以促进排汗，排出代谢废物，加快血液循环，但是，蒸桑拿并不能减重。

蒸桑拿时人体的反应是怎么样的？人的正常体温为36.0～37.2 ℃，蒸桑拿时，桑拿间调定温度大约在 60 ℃，高于人体体温。人体本身具有一定的调节能力，为了维持体温恒定，在这种高温环境下，体表温度大于体内温度，人体便会通过蒸发的方式散热，开放毛孔，促进汗液排出，人体部分代谢物也会跟着排出。此时，心率增快，血液循环加快，体内新陈代谢随之加速，这就是所谓蒸桑拿"保健"的效果。

那么，蒸桑拿为什么不能减重呢？

其实，常说的减重主要针对的是体内的脂肪含量，蒸桑拿并不能消耗脂肪，只能促进汗液排出。试想一下，如果蒸桑拿可以减重，那么，夏天在太阳下暴晒是不是也能达到燃脂的效果呢？有些人说："我蒸完桑拿，一称体重下降了 2 斤，实测有效！"的确，此刻其体重是下降了，但并不是因为脂肪被消耗掉了，而是因为体内水分大量流失。人体的水分含量是恒定的，成年人体内水分比例达 60%～70%，因此，在补充水分后，体重就又会"反弹"回来了。可见，蒸桑拿减掉的其实都是"汗水"，而非"肥肉"。

此外，蒸桑拿还容易出现一些不良反应。外周血管扩张容易导致血容量相对不足，使脑部短暂性缺血，从而引发头晕甚至晕厥，此时，脱离桑拿间便能明显缓解；而且，蒸桑拿过久容易导致体内水、电解质流失过多，严重者甚至可危及生命。所以，蒸桑拿时应当及时补充水分及电解质。对老年人、月经期女性，以及严重高血压、严重心脏病及传染病的患者，更不推荐蒸桑拿。

减重还是应当循规蹈矩，通过严格的饮食控制以及合理的运动控制自身体重，而不应道听途说。毕竟，饮食控制以及适当运动才是健康减重的必经之路。

误区
99

塑身衣减重没什么坏处

【解析】

随着健康和美容观念的不断演变，塑身衣作为一种外在形体调整工具逐渐走入人们的生活。然而，关于塑身衣存在一个普遍的误区——穿着塑身衣可以帮助减重且没有坏处。其实，这种观点是错误的。穿塑身衣所塑造出来的苗条身材只是暂时的，并不能真正减少体内的脂肪而达到减重的效果，甚至还会对身体造成一定程度的伤害。

长期穿着塑身衣会给人体带来一系列的不良反应：

（1）减少皮肤散热。皮肤毛孔有一个很重要的代谢功能就是散热。一般情况下，一个人即使不通过出汗这种代谢方式，每天也需要排出 500 mL 的代谢物。因此，如果皮肤长时间处于塑身衣的包裹之下，那么皮肤散热就会受到影响。

（2）压迫血管，影响血液循环，导致人体局部代谢变慢，营养供应变差，最终导致肌肉力量和关节稳定性进一步下降。

（3）可能会导致内脏所处的位置、肋弓的大小发生一系列的变化。

（4）呼吸受限。塑身衣会限制胸部和腹部的自由膨胀，导致呼吸受限，尤其是本身已经有呼吸问题的人。

（5）影响消化功能。长时间穿戴塑身衣会影响消化系统的正常运作，导致胃酸反流和腹部不适。

（6）影响乳腺导管的发育，尤其是带钢圈的塑身衣，会让乳腺组织受到压迫，使乳腺导管淤积，从而引发乳腺炎，对未生育的女性还可能影响其日后的哺乳。

（7）身体的脂肪由于被动地收缩而产生惰性，失去应有的弹性，一旦失去塑身衣的束缚，就会变得更松垮，反而给人以"越来越胖"的感觉。

要减少体内的脂肪堆积，降低体脂率，就要做到热量负平衡，即体内消耗的热量一定要比摄入的热量多。一方面，要增加运动量，增加热能消耗。应坚持进行有氧运动，如跑步、游泳、骑单车、爬山等，再加上力量训练，如举哑铃、做俯卧撑等，提高基础代谢率，进而增加能量消耗，并巩固有氧锻炼的减重成果。另一方面，要减少食物的摄入量，特别是高糖、高脂食物的摄入。瓜果蔬菜由于热量较低，维生素及矿物质含量丰富，可以增加饱腹感而受到许多减重者的青睐。另外，摄入充足的水分对维持身体健康和新陈代谢正常运作也至关重要。

综上所述，塑身衣或许能够在短时间内改善外观，但它并非真正的减重方法，而且长期使用可能带来一系列潜在的健康问题。减重的正确做法是坚持健康的饮食和适度的运动，建立可持续的生活方式，才能达到长期、健康的减重目标。选择健康而不是外部形体的短时调整，才是真正有益于身体的减重方式。